寫給女性的溫養中藥本

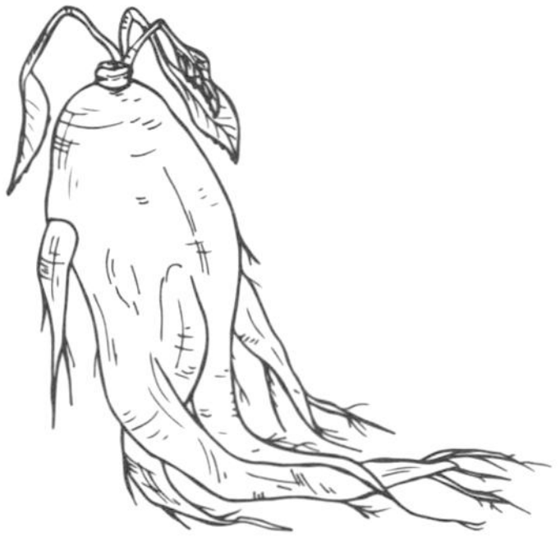

用科學中醫
治療經痛、虛寒、便秘，
改善失眠助好孕

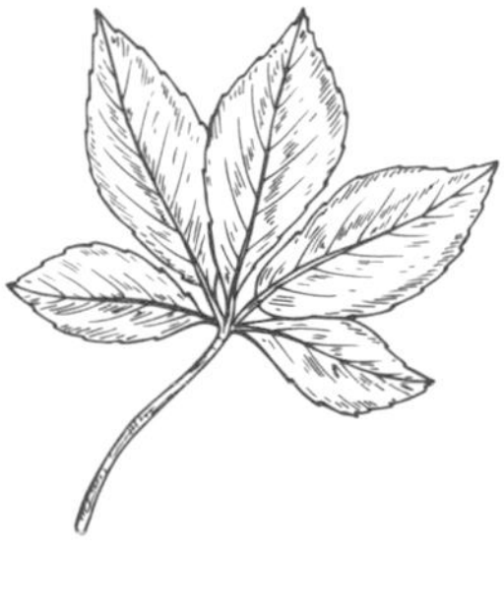

日本科學中醫權威
大澤 稔 醫師◎著
衛宮紘◎譯

女性のための自分で
選べる漢方の本

前言

女性一生都會經歷女性荷爾蒙的變化，且在精神上及肉體上會受到各種影響。特別是月經前後、更年期的女性，精神上的不安會顯現為身體的症狀，反之亦然，身心的平衡容易崩解。

這般女性獨有的體質，產生了所謂的「**自訴症狀**」「**不定愁訴**」（不知道自己到底哪裡不舒服），同時出現發熱、發燙、鬱悶寡歡、煩躁易怒、腹痛、頭痛、暈眩、肩膀痠痛、便秘等，多種原因不明的不適症狀。

在西醫，通常會採取「止痛藥」「止吐藥」的對症治療，若是出現十種症狀，就會開立出十種藥物。視情況還會加開胃藥等以減輕藥物負擔，也有案例服用症狀數以上的藥物。

這種做法當然不好，藥物之間有相互作用，對肝臟也會造成負擔，有些人可能在治好病之前，會因「過度用藥」而倒下。

有鑑於此，本書想要在此推薦中藥給各位女性朋友。

中醫裡，不是分別探討併發的複數症狀，而是**看成為一個症候群，治療其根本原因**。所以，即便出現十種症狀，二～三帖中藥就足以應付。當然，不需要額外加開胃藥，因為中藥大部分都有增進腸胃機能的功效。

在西醫中明確區分精神上的動搖為精神科、肉體上的症狀則為精神科以外的科別，這又是一個荒謬的構想。人體的精神與肉體密切相關，以此為前提來思考才能根本地治療疾病。**基於這點，中藥能夠做到銜接精神與肉體兩方面的治療**。

此外，跟男性相比，女性的肌肉量較少，大多都有「寒症」的問題。寒症會造成代謝低落，也就是「萬惡的根源」。放置寒症的問題不管，將會讓身體的健康從根本上開始崩解。實際上，女性的身體狀況不佳，幾乎都跟寒症問題脫離不了關係。

然而，西藥沒有對應寒症問題的藥物。西洋醫學並不關注寒症問題，而中醫自古就知道寒症的風險，有許多對抗寒症的藥物。

如同上述，**中藥能夠從多方面細微調整女性纖細的身心變化**。

說到中藥，或許給人僅有特別的醫師才能調配「秘傳之藥」的印象。

然而，根據本書所介紹的科學中醫處方，**任誰都能簡單選出適合自己的中藥**。跟**過往的古典中醫不同，完全沒有艱深的理論**。只要沿著流程圖，二～三分鐘就能夠找到適合自己的中藥。

雖然我是婦產科的醫師，但自從導入中藥診療後*，治療了男女老少各式各樣的症狀。從自己原本專治的更年期障礙、孕婦的諸多症狀，到感冒、花粉症、關節痛等日常症狀，以及異位性皮膚炎、化學物質過敏症、乾癬性關節炎等難治疾病的患者，使用中藥治療後都有顯著的成果。

在這些病症中，本書會以女性朋友身上常見的症狀為中心，介紹能夠選出適合自己的中藥流程圖。除了一般女性朋友，想要導入中藥診療的醫師們，請務必參考。

我個人的感想則是，**開始中藥診療後，重新感受到了「治好」患者疾病的喜悅**。

「這帖搭配這帖如何？」「下次試試這帖藥方吧？」因為是以這樣的方式與患者討論用藥，所以當患者恢復健康，會感覺像是自己的事情一樣高興。

最近，來自縣外的患者增加，這讓我深切感受到，許多人罹患了僅用西藥難以治癒的疾病。若是本書的內容能夠幫助各位輕鬆利用中藥，我將感到欣喜萬分。

大澤　稔

*註：日本醫療體制與臺灣不同，沒有分中、西醫，一般醫師兼學中、西醫，也可同時開立中、西藥。

目錄

2章▼▼▼用中藥治好女性的常見症狀！

3章▼▼▼適用懷孕、生產的中藥

4章 迅速治好常見症狀！

本書的使用方法

為了讓每個人都能立即找到適合自己的中藥，會在本書第2章以後根據症狀介紹作者大澤稔醫師構想的流程圖——漢方圖表。

以「是」「不是」回答「漢方圖表」的問題，沿循箭頭前進，確認自身症狀是否符合該中藥名底下的 ✓ 項目。關於各帖中藥，會在下一頁具體說明「適應症（適合什麼樣的症狀）」與「服用方法」。

另外，雖然「適應症 & 服用方法」有用（）標示額外的服用量，但一開始請先從一般的2.5公克開始服用，並在醫師指導下，視需要增加用量。例：一次2.5（～5.0）公克

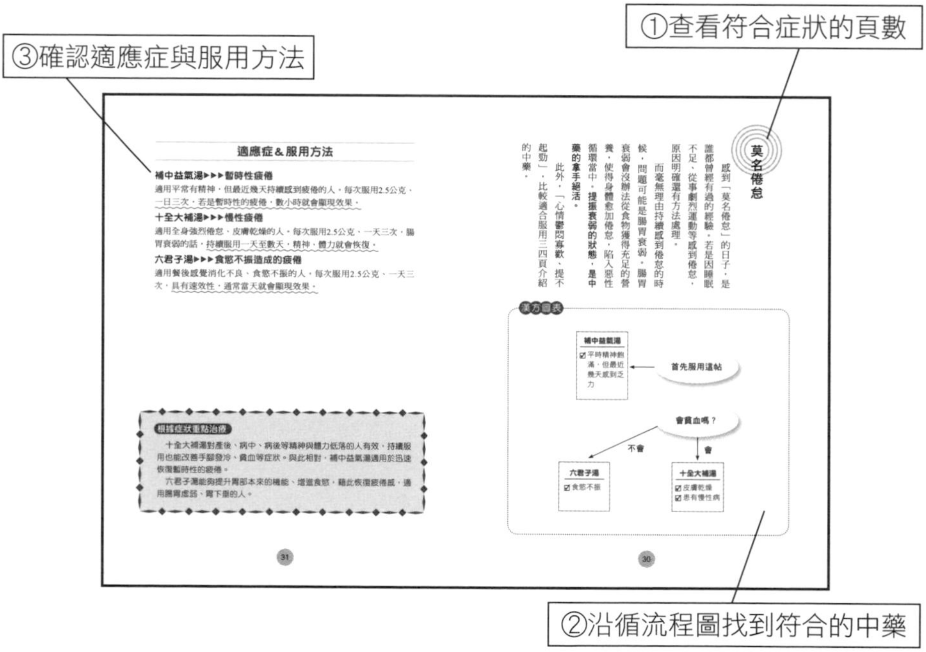
①查看符合症狀的頁數
③確認適應症與服用方法
②沿循流程圖找到符合的中藥

適合自己的中藥會因當下的身體條件、狀況、年齡等有所不同。另外，當覺得「之前有效，但最近卻沒什麼效果」，不妨再次確認「漢方圖表」與「適應症 & 服用方法」。

第1章

服用正確中藥，確實發揮效果！

任何人都能簡單選藥的「科學中醫處方」

過往的傳統中醫，一般會先對患者進行「四診」，把脈、觸摸腹部檢查是「虛證」還是「實證」，再運用「氣、血、水」獨特的概念，花費三十分鐘以上遴選適合該患者的藥方。

當然，現在的中醫處方也是以此為主流。

另一方面，在我所屬的科學中醫處方研究會（理事長：日本靜仁會靜內醫院院長井齋偉矢醫師），捨棄過往中醫的艱澀概念，提出更簡單、有效率的選擇中藥方法。科學中醫處方完全不使用虛證、實證、氣血水等用語，也沒有把脈、觸摸腹部，二～三分鐘就能找出最適合患者的中藥。重點是，這個方法沒有違背過往傳統中醫處方，最後仍能找到相同的中藥。

換言之，科學中醫處方是簡化過往的艱澀理論，以最短路徑抵達終點。

因為著眼點相同，所以跟過往一樣執行把脈、觸摸腹部的中醫處方也完全沒問題。不過，進行這樣的診療時，一位患者需要花費三十分鐘以上的時間。若時間充裕還沒關係，但在候診室滿是患者的情況下，實在是很沒效率。

而且，以傳統把脈、觸摸腹部所得到的資訊，全都是主觀的判斷，沒有客觀性。因為欠缺再現性而無法提供患者相同的醫療，也是一個問題點。

有鑑於此，科學中醫處方研究會讓中藥與西藥登上同樣科學的舞台，表示中藥絕對不是特別的藥物，同時製作指南手冊，讓每位醫師都能簡單使用，致力將中藥推廣至全世界。

我最終的目標是，包含一般人在內，構築出讓所有人都能簡單選擇中藥的機制。

僅追溯症狀的「替代途逕」

為什麼科學中醫處方能夠不進行「四診」就選出跟傳統中醫相同的藥物呢？相信許多人會覺得不可思議，其理由如下：

傳統中醫是根據四診檢視各種身體狀態，比如觸摸腹部，按壓肚臍左下部位時，若患者表示疼痛，會診斷為「瘀血」。瘀血是指末梢血液淤滯的狀態，是選用中藥時非常重要的根據。

此症狀在科學中醫處方不稱為瘀血，在西醫為「微循環障礙」，但即便不觸摸腹部也能診斷出微循環障礙。比如，患者若有肩膀痠痛的問題，第一候選中藥是葛根湯（參見五九頁）。若服用後不見改善，且患者主述中出現「疼痛」「發燙」「煩躁易怒」「失眠」等關鍵字，就與微循環障礙脫離不了關係。微循環障礙造成的肩膀痠痛適用桂枝茯苓丸。

如同上述，以「若出現這個和這個症狀，就使用這帖藥方」的方程式，就能夠選出所有適當的中藥。所以，在科學中醫處方中，患者的主述是選藥時的重要根據。

傾聽患者訴說症狀後會發現，少有症狀是單獨出現的，大多都是兩個以上同時顯現。而症狀的組合又可分為好幾種模式。

比如，某位患者肩膀痠痛、暈眩，但無發冷情形，大便有些鬆軟。乍看之下貌似隨機的症狀，但其實是許多人的共通症狀，這些症狀絕非毫無理由產生，可知是由其中一種模式（症候群）所引發的。

換言之，基本上透過「模式認識」找出符合患者主述的模式，自然能夠找到最適合該患者的中藥。掌握該模式選出相應的中藥後，患者就會神奇地被治癒。

我想作成更為簡單易懂的流程圖，提出以「是」「不是」找出最適中藥的方法，命名為「替代途徑（另一種方法）」。第2章後介紹的「漢方圖表」就是這種方法。

中藥與西藥的差異？

西藥基本上是由單一化學物質構成，藥物的療效單調，比如止咳藥僅能停止咳嗽，不會幫助身體恢復元氣，所以症狀總是難以治癒。

另一方面，中藥是由複數生藥（天然藥物，主要來自植物）組成，而且每種生藥包含了不同的成分，所以中藥裡頭含有龐大數量的物質。其實，正因為由如此多成分所構成，才產生中藥獨具的療效。

中藥進入人體後，多成分會遵循一定的目的作用於身體各處。一面連鎖性地交替控制身體機能的開關，一面循環讓整個身體狀態恢復健康。

除了開啟機能，關閉機能也是中藥的特色，能夠抑制過度反應之處，促進未反應的部位。這樣柔軟的作用方式，對人體的調整非常有幫助。下面以補中益氣湯為例來說明。

補中益氣湯是用來預防流感等的藥物。感染流感後，體內免疫通常會一口氣活化起來消滅病毒，身體變得振奮躁動。這是人體與身俱來的重要防禦機能，但有時免疫系統會暴走，攻擊身體組織。最具代表性的病症有孩童容易發生的流感併發腦炎。

補中益氣湯大幅提高免疫力的同時，也會在免疫力快要爆走時關閉開關。完全可以說是多成分中藥的真本領。

關於疼痛、麻木，西藥與中藥發揮的作用完全不同。西藥的解熱鎮痛劑僅具有暫時麻痺痛感的效果，因為藥物作用全身，會引起身體發冷、浮腫。疼痛、麻木跟浮腫也有關係，持續服用解熱鎮痛劑反而會變成誘發疼痛的原因。

另一方面，中藥是針對患部發揮藥效，迅速減緩疼痛的同時也會消解浮腫、抑制發炎症狀。換言之，中藥有助於根本上的治療。

為什麼過去嘗試的中藥沒有效果？

相較於西藥，不少人對中藥的印象都是「效果不佳」。實際上，我也曾聽過「曾經嘗試過中藥，但沒有效果」的說法。

可猜想到的理由有幾個。首先，有可能是沒有選擇到適合自己的中藥。即便是醫療機構開立的處方，若醫師對中藥涉略不深，其所選用的藥物有時會不適用症狀。當超過兩個禮拜未感受到變化，就有可能是該中藥不適合。此時，需要確認第2章以後的流程圖來更換其他中藥，或者考慮追加、併用其他中藥，這部分請諮詢專業醫師、專業藥劑師。

另一方面，明明確實根據第2章以後的流程圖選擇適合自己的中藥，卻覺得效果不佳時，就要使出殺手鐧。其實，中藥裡有著「發揮藥效的訣竅」。

中藥通常是每次服用一包（二．五公克）*、一天三次，然而，為了讓中藥發揮本來的藥效，有時會根據症狀調整藥量、服用方法。

比如，剛感冒時葛根湯就有不錯的效果，針對急性期的症狀，初期階段可多服用一些。若是葛根湯，首次服用兩包（五．〇公克）、三小時後服用兩包、再三小時後服用兩包，亦即最初的六小時服用六包中藥。如此一來身體會不斷出汗，出汗後藥量要減為一包。若能一直熟睡到早上，醒來時狀況就會好轉。

再來，頭痛、暈眩、肩膀痠痛、月經痛等症狀，分別頓服（出現症狀時內服）相應的中藥一至兩包，數分鐘至數小時就會輕鬆許多。

像這樣有強有弱的服用方法，就是讓中藥發揮效果的訣竅。

不過，衍生的中藥服用方法，原則上要在專業醫師的指導下進行。如同下節的說明，中藥也有副作用，所以若一般人根據自己的判斷，大量服用不適合身體的中藥，是非常危險的行為。尤其若本身罹患有慢性病，務必要遵循主治醫師的指示。

*各包藥量會因醫藥品廠商、種類不同而出現二．〇～三．五公克的差距。

中藥沒有副作用是騙人的

中藥的歷史相當久遠，約一千八百年前就有介紹中藥用法的指南書籍《傷寒論》。所以中藥自古以來就有了。

根據推測，當時的中藥比現今所有的更多。經過歷史的篩選，僅有效果明顯且安全性高的中藥流傳至今。目前，日本有一四八種（一四七種萃取劑與一種軟膏）中藥列為健保藥，這些盡是在長年取捨選擇中脫穎而出的佼佼者。

雖說如此，中藥並非完全沒有副作用。比如，中藥成分之一的「麻黃」，是調配感冒藥葛根湯、花粉症特效藥小青龍湯的常用生藥。

其實，這個麻黃有覺醒與興奮作用，有案例服用含有麻黃的中藥，結果出現脈搏加速、血壓上升、出汗增加、睡不著覺、胃部不適等症狀。

麻黃本身並沒有毒性，但因具有促進其他藥物的效果，所以才以副作用的形式顯現出來。換言之，含有麻黃的中藥帶有速效性、藥效佳。

因此，我平常診療時雖常開立含有麻黃的中藥，但僅有少數人出現不適症狀。印象中，過去十年來僅有五位左右。

再來，有些人服用含有生藥「附子」的中藥時會產生心悸、發燙、嘔吐等症狀。附子是劇毒「烏頭」製成的加工產品，在加工處理階段已經大幅降低毒性，但仍有些人的身體不適合服用，有助於滋養強壯的八味地黃丸等就含有附子。

除此之外，還有幾種生藥有副作用，但無過度服用就不需要擔心。不過，孕婦、高齡人士、慢性患者等人，請務必在專業醫師的指導下服用中藥。

※單獨購買附子需要醫師的處方箋。

中藥其實有速效性

中藥大多給人緩慢改善體質的印象。當然，中藥也具備這樣的效果，但中藥基本上都具有速效性。大部分的案例是，快的話數分鐘、慢的話數天就會顯現效果。不過，難以治癒的疾病可能需要花費數個月。

關於具有速效性的中藥會在第4章介紹，小腿抽筋、腰扭傷、月經痛等疼痛，大約五分鐘就能治好；花粉症的噴嚏、流鼻水需要一小時；暈眩則需要一～兩小時才能治好。

中藥當中療效最快的是桔梗湯。這是用來治療喉嚨痛的藥物，服用方法有些奇特。在茶碗注入一半的溫水溶解桔梗湯，含於口中漱喉嚨一分鐘左右後吞下。此時，喉嚨將不再疼痛，並散發出甘甜的滋味。

無論是感冒引起的疼痛，還是卡拉ＯＫ唱過頭的疼痛，桔梗湯對各類喉嚨痛都有療效。即便是感冒痛到難以嚥下東西的時候，只需一分鐘就會感到舒服許多。我自己也有嘗試過，藥效快得令人吃驚。

當然，喉嚨還是有發炎症狀，只是不會感到疼痛。接著，一天漱喉嚨三次後，發炎症狀也會平緩下來。工作上常要講話的人，建議每天都用桔梗湯漱喉嚨。桔梗湯也能治療口內炎。如想要更加滋潤喉嚨，可使用市面上販售的桔梗湯含片。

最近，西醫也關注起中藥的速效性，慢慢推廣在急救現場使用中藥。

我所屬的科學中醫處方研究會的理事長井齋偉矢醫師（日本靜仁會靜內醫院院長），在二〇一四年十月福岡日本急救學會的午餐研討會上進行演講。在急救時使用中藥，大概是過去沒有人想過的構想，相當觸動急救醫師們的心弦。

正因為不是過往的古典處方，而是可以簡單選藥的科學中醫處方，才能實現這樣的應用。

穩定更年期、月經前後的情緒

對女性來說，月經前後、生產後、更年期是情緒不穩定的時期。當明顯出現異常憂鬱、興奮狀態，西藥多是第一選擇。

然而，大多數女性只是感受到接近正常範圍的輕微煩躁、鬱悶。這些人服用西藥後，副作用會過於強烈，甚至影響到日常生活，出現白天嗜睡、頭部昏沉等症狀。

就這點來說，中藥能夠「恰到好處」調整精神狀態。西洋醫學與東洋醫學（中醫）在精神症狀上的見解不同，我自己統整成下一頁的圖表。

在西醫，分為焦慮性疾患（Anxiety Disorders）與情感性疾患（Mood Disorders），兩者有很高的機率相互重合。還有包含了不歸類為思覺失調症等的非定型症狀，焦慮疾患中的恐慌症、預期焦慮等。

精神不穩定的分類
〈西醫與中醫的見解不同〉

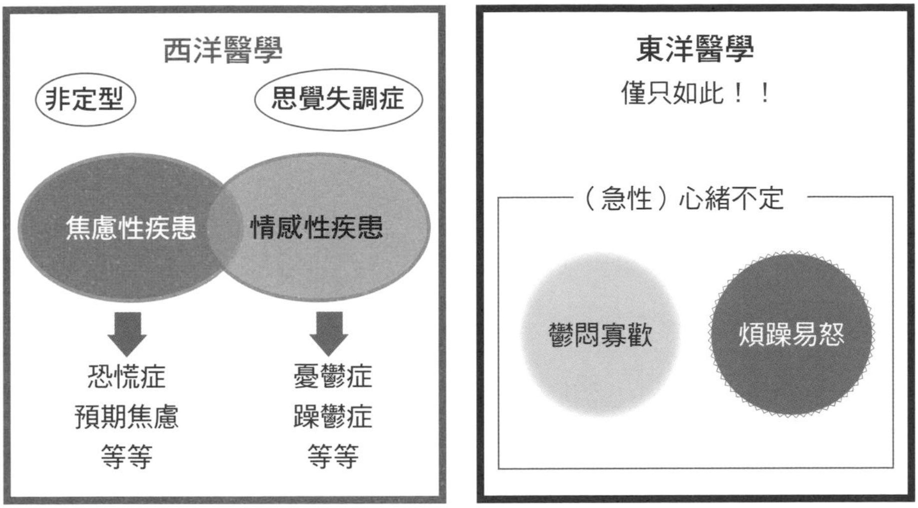

另一方面，中醫以更單純的方式來探討，大致分為「鬱悶寡歡」「煩躁易怒」，兩者都涵蓋於「心緒不定」中。鬱悶寡歡與煩躁易怒完全分開、沒有重合，心緒不定則會出現兩種類型的症狀。更深入來講，即便是正常人，感到緊張時就會心緒不定。

因此，鬱悶寡歡時用這帖中藥、煩躁易怒時用這帖中藥、心緒不定時用這帖中藥等，能夠像這樣簡單選擇藥物。具體來說，哪帖中藥適合自己，請參照三四～三九頁的流程圖來選擇。

該去哪裡購買中藥？

說到中藥，大家腦中或許會浮現將藥草放入壺中煎煮的畫面。這稱為「湯劑（煎藥）」，的確也有用此方法處方的醫師、藥劑師。除了湯劑，中藥還有「散劑」「丸劑」「軟膏」等型態，但在醫療上以「萃取劑」為主流。

萃取劑是從中藥材料的生藥（藥草等）抽取精華所製成的藥劑。若用咖啡來比喻，湯劑相當於研磨咖啡豆再濾滴的咖啡，而萃取劑相當於即溶咖啡。

濾滴咖啡的品質會因原料、製作者出現很大的差異，湯劑也是如此。與此相對，萃取劑跟即溶咖啡相同，內容成分固定，效果穩定。而且，所有人都能輕鬆服用也是其一大優點。

因此，科學中醫處方堅持只使用萃取劑。第2章以後出現的流程圖，全是以使用萃取劑為前提來介紹中藥的用量。

當然，使用哪種類型是個人的自由，但初學者選用萃取劑比較好。

「該去哪裡買萃取劑？」

我曾經聽過這樣的詢問。

本書舉出的中藥全是適用日本健保的藥物，醫院、地區診所就能開立萃取劑。另外，葛根湯、小青龍湯等常聽聞的藥劑，在藥局就有販售。最近，也有許多藥局、藥劑師使用網購平台來販售*。

各式各樣的製藥廠都有製作萃取劑，嚴格來說效果有若干差距。而且，醫療機構的健保調劑跟一般市售的藥劑多少有些不同。

如依流程圖選出的中藥「完全沒有效果」，不妨前往醫療機構諮詢專業的中醫師。

*註：此是指日本的情況。臺灣《藥事法》規定，不得在網路上販售藥物及醫療器材。

Column 中藥的有效服用法

萃取劑建議以開水、溫水服用，覺得「難喝到無法下嚥」的人，可包進糯米紙中服用；搭配掩蓋藥味的果凍（吞嚥輔助果凍）；溶進可可、抹茶中服用；或者搭配蘋果汁來服用。順便一提，柳橙汁會增加苦味，需要多加注意*。

服用中藥的時間帶通常為「餐前」或者「兩餐間（餐後約兩小時後）」。但在早中晚餐前服用，容易錯失服用時間點或者時間間隔沒有規律，所以服用時間建議採取下述方法。

＊第1次＝起床時→早餐前服用即可
＊第2次＝下午三點左右→午餐後兩小時後服用即可
＊第3次＝睡前→晚餐後兩小時後服用即可

這麼一來，服藥時間會變成每隔八小時服用，間隔均等。以「早上、點心時間、睡前」來記憶，有助於預防忘記服藥。取三個單字字首命名為「早點睡法」，下次服藥也能逗逗自己：「早點睡！」

一般來說，中藥的效果會在不知不覺當中顯現出來，例如「衣服少穿一點也沒問題」「能夠順暢排便」「感覺全身湧現出力量」等。

偶爾會聽聞：「最初一個月很有效，但漸漸變得沒有效果。中藥果然不怎麼可靠。」但這說不定是好事，代表自己的狀態（體質）改變了，中藥確實發揮了作用。

中藥改變體質後，就需要更換調整藥物，並非一直服用相同的藥物到最後。有的時候「味覺」也會改變，當遇到「之前能夠正常服用的中藥，最近變得好難吃」，就是該更換中藥的時候。

*註：此為日本中醫的說法，臺灣中醫則建議最好以溫開水送服，茶、果汁、牛奶等都不宜配送中藥。

第2章

用中藥治好女性的常見症狀！

莫名倦怠

感到「莫名倦怠」的日子，是誰都曾有過的經驗。若是因睡眠不足、從事劇烈運動等感到倦怠，原因明確還有方法處理。

若毫無理由持續感到倦怠時，問題可能是腸胃衰弱。腸胃若衰弱，就沒辦法從食物獲得充足的營養，使得身體愈加倦怠，陷入惡性循環。而**提振衰弱狀態，可謂是中藥的拿手絕活**。

此外，「心情鬱悶寡歡、提不起勁」，比較適合服用三四頁介紹的中藥。

中藥圖表

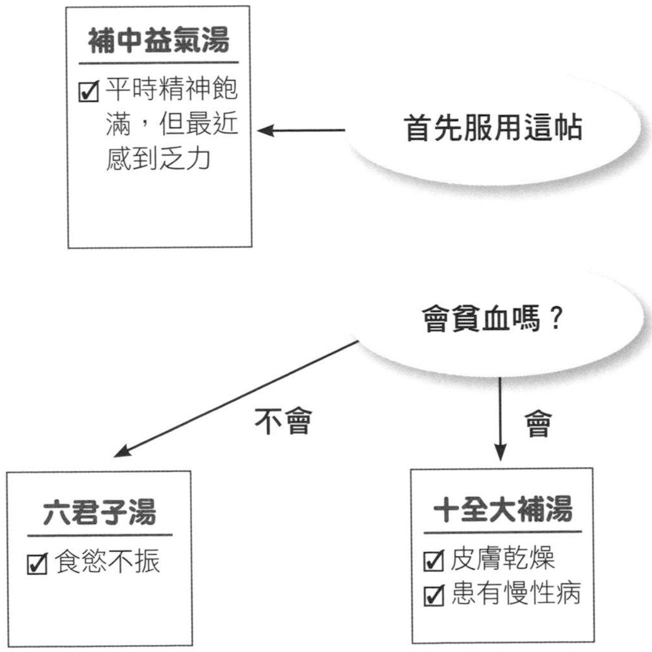

適應症＆服用方法

補中益氣湯▶▶▶暫時性疲倦

適用平常有精神，但最近持續感到疲倦的人。每次服用2.5公克、一日三次，若是暫時性的疲倦，數小時就會顯現效果。

十全大補湯▶▶▶慢性疲倦

適用全身強烈倦怠、皮膚乾燥的人。每次服用2.5公克、一天三次，若腸胃衰弱，持續服用一天至數天，精神、體力就會恢復。

六君子湯▶▶▶食慾不振造成的疲倦

適用餐後感覺消化不良、食慾不振的人。每次服用2.5公克、一天三次，具有速效性，通常當天就會顯現效果。

根據症狀重點治療

十全大補湯對產後、病中、病後等精神與體力低落的人有效，持續服用也能改善手腳冰冷、貧血等症狀。與此相對，補中益氣湯適用於迅速恢復暫時性的疲倦。

六君子湯能夠提升胃部本來的機能、增進食慾，藉此恢復疲倦感，適用腸胃虛弱、有胃下垂的人。

食慾不振

當身體疲憊不堪、心情沉悶，容易對吃東西失去慾望。此時，即便知道「要吃才會恢復精神」，督促自己勉強進食，身體也無法有效吸收營養。理想的情況是，回復原本的食慾，美味享用餐點。

食慾不振的人，可根據下述具體症狀來分類。服用適合自己的中藥，恢復原本的食慾。

但是，如果數天後仍舊沒有胃口，可能是有潛藏其他疾病，請務必前往醫療機構就診。

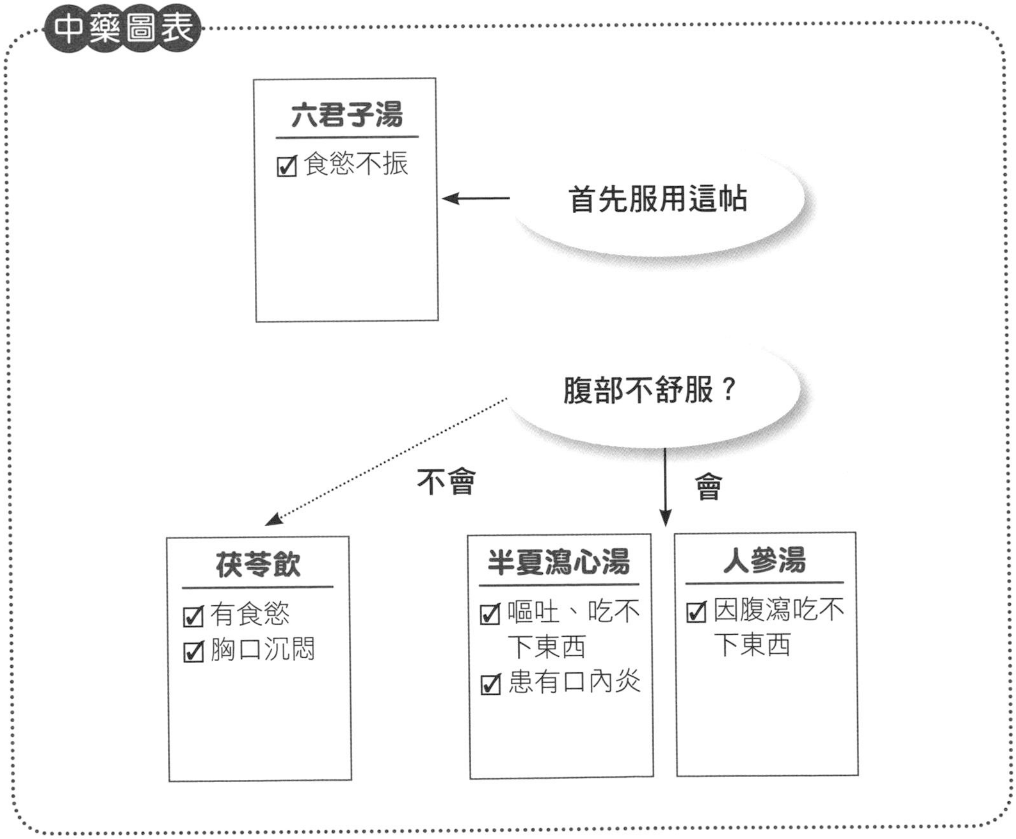

適應症＆服用方法

六君子湯▶▶▶暫時性的食慾不振

感到沒有胃口時，先嘗試這帖中藥。每次服用2.5公克、一天三次，若單純是消化不良造成的食慾不振，當天就會顯現效果。

半夏瀉心湯▶▶▶伴隨嘔吐的食慾不振

適用嘔吐、食慾不振的情況。每次服用2.5公克、一天三次或者頓服，對嘔吐具有速效性，30分鐘內就會顯現效果。患有口內炎的人尤其適用這帖中藥。

人參湯▶▶▶胃部虛弱的食慾不振

適用出現體力流失、腸胃虛弱、腹瀉的食慾不振。每次服用2.5公克、一天三次，數天內就會顯現效果。

茯苓飲▶▶▶想吃卻吃不下

適用有食慾但胸口附近沉悶，感到食不下嚥的人。每次服用2.5公克、一天三次，當天就會顯現效果。

治療食慾不振的根本問題

沒有胃口時，服用六君子湯的效果不錯。顯現的效果與其說是「變得能吃下東西」，不如說是更積極地「變得想要吃東西（促進食慾）」。

另外，人參湯適用體質虛弱的人；茯苓飲適用胸口灼熱、有胃下垂的人。胃痛想要抑制胃酸逆流時，建議服用安中散（每次2.5公克、一天三次）。

鬱悶寡歡

心病大致可分為「鬱悶寡歡」與「煩躁易怒」兩類型。

鬱悶寡歡在醫學術語上稱為「憂鬱狀態」，指外表看起來沒有精神、膚色不佳的人。

當出現食慾不振、睡眠淺薄、容易疲倦、有氣無力、做事提不起勁等自覺症狀，就要嚴加注意。

請務必接受專業醫師的診斷，若需要西藥治療，優先服用西藥。然後**與主治醫師討論怎麼搭配中藥治療**，這麼做對治癒疾病很有幫助。

中藥圖表

桂枝加龍骨牡蠣湯

- ☑沒有精神
- ☑氣色不佳

← 首先服用這帖

治療鬱悶寡歡伴隨的症狀

＋ **溫經湯**

- ☑月經不順
- ☑容易發冷
- ☑嘴唇易乾

＋ **六君子湯**

- ☑食慾不振
- ☑消化不良

＋ **香蘇散**

- ☑胸口苦悶

＋ **半夏厚朴湯**

- ☑感覺喉嚨悶塞

適應症&服用方法

桂枝加龍骨牡蠣湯▶▶▶振奮低落的心情

除了適用神經敏感造成的自信喪失、容易疲倦等精神症狀，出現頭痛、腹痛等身體症狀的人也能服用。每次服用2.5公克、一天三次，大約一～兩個禮拜，低落的心情就會慢慢好轉起來。

桂枝加龍骨牡蠣湯＋溫經湯▶▶▶伴隨更年期、月經而來的鬱悶寡歡

除了鬱悶寡歡，還出現月經不順、發冷、嘴唇乾的人，可以用桂枝加龍骨牡蠣湯搭配溫經湯，每次服用2.5公克、一天三次，與更年期、月經相關的女性鬱悶寡歡，數天內就會顯現效果。

桂枝加龍骨牡蠣湯＋六君子湯▶▶▶鬱悶寡歡時的食慾不振

除了鬱悶寡歡，還出現食慾不振的人，可桂枝加龍骨牡蠣湯搭配六君子湯，每次服用2.5公克、一天三次，食慾數天內就會恢復，進食後精神會逐漸好轉。

桂枝加龍骨牡蠣湯＋香蘇散▶▶▶覺得胸口悶塞

適用鬱悶寡歡且覺得胸口悶塞的人，具有輕微抗憂鬱作用。每次服用2.5公克、一天三次，數天內就會顯現效果。

桂枝加龍骨牡蠣湯＋半夏厚朴湯▶▶▶覺得喉嚨悶塞

適用鬱悶寡歡且覺得喉嚨悶塞的人，具有輕微抗憂鬱作用。每次服用2.5公克、一天三次，數天內就會顯現效果。

鬱悶寡歡＋其他症狀

精神疲勞帶來強烈的鬱悶寡歡，且腹部右上肋骨附近感到疼痛、苦悶時，桂枝加龍骨牡蠣湯併用香蘇散與四逆散，能夠減緩疼痛、苦悶。另外，鬱悶寡歡伴隨喉嚨症狀時，桂枝加龍骨牡蠣湯併用半夏厚朴湯，能夠消除喉嚨的閉塞感。兩者都是每次服用2.5公克、一天三次，若是輕微的鬱悶，可單獨服用香蘇散或者半夏厚朴湯來治療。

煩躁易怒

現代社會壓力繁多，因此許多人情緒高漲靜不下來，總是感到煩躁易怒。

這類人大多會出現失眠、發冷、發燙、心悸、便秘等各種自覺症狀，陷入**稱為多自訴症的狀態**。

煩躁易怒及伴隨而來的自訴症，治療上以西藥（精神安定劑）優先，但若仍舊有「感到不暢快」的情況，建議試著與主治醫師討論使用中藥。

如果各症狀背後沒有攸關性命的重大疾病，就輪到中藥出場了。

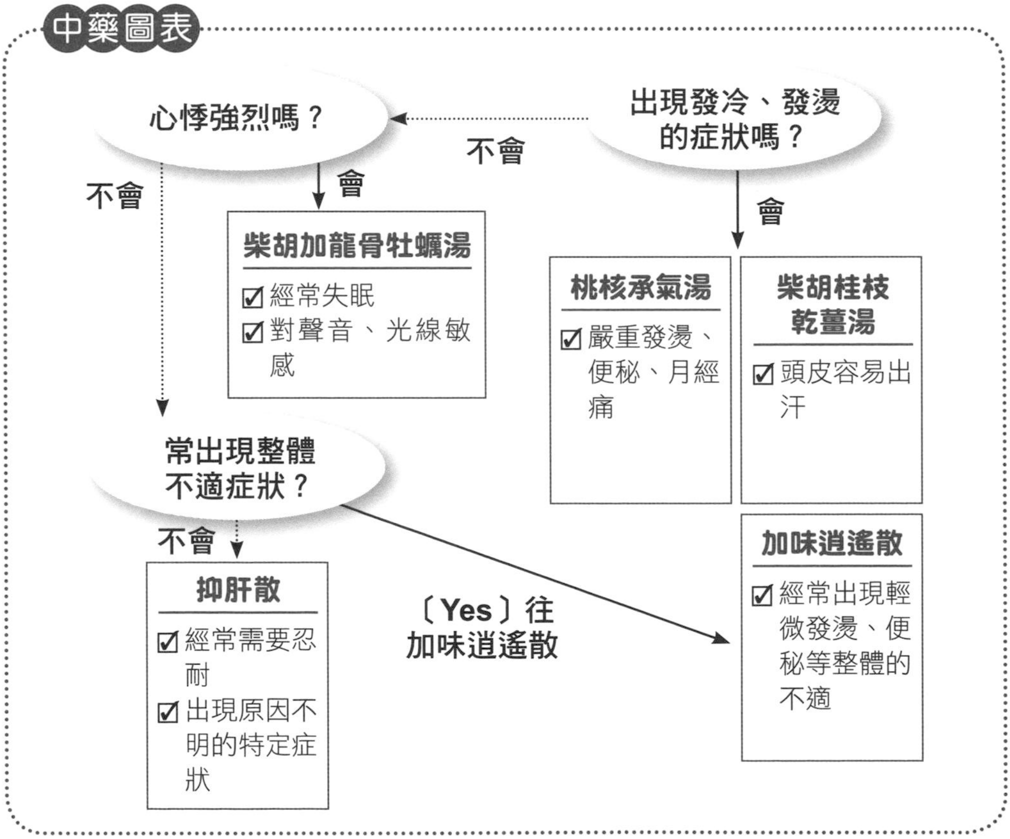

適應症&服用方法

柴胡桂枝乾薑湯▶▶▶腳冷臉燙、頭皮多汗

適用出現腳冷臉燙（明明下半身發冷，臉部卻在發燙）、頭皮多汗、有倦怠感等的人，可治療更年期障礙、精神官能症、失眠症。每次服用2.5公克、一天三次，數天內就會顯現效果。

桃核承氣湯▶▶▶便秘嚴重、月經劇痛

適用出現腳冷臉燙、便秘嚴重、月經劇痛的人，可治療月經不順、月經痛、月經時或者產後的精神焦慮。每次先服用2.5公克，再根據糞便狀態增加用量，數天內就會顯現效果。

加味逍遙散▶▶▶主要精神症狀為煩躁易怒

身體狀況不佳造成的焦慮等，主要適用精神症狀為煩躁易怒、伴隨諸多症狀的人，可治療更年期障礙、手腳發冷、月經不順等問題。每次服用2.5公克、一天三次，數天內就會顯現效果。

抑肝散▶▶▶消解壓抑的憤怒

適用總是在忍耐、一直壓抑怒氣、為原因不明症狀（如眼瞼痙攣）所困擾的人。每次服用2.5公克、一天三次，數天內就會顯現效果。腸胃虛弱的人比較適合抑肝散加陳皮半夏（每次2.5公克、一天三次）。

柴胡加龍骨牡蠣湯▶▶▶心悸強烈、失眠

適用對聲音、光線敏感而失眠的人，屬於意識到後便心緒不定睡不著覺的神經性心悸亢奮類型。每次服用2.5公克、一天三次，數天內就會顯現效果。

急性心緒不定

緊張時，任誰都會心跳加速、呼吸急促。這是對壓力產生的自然反應。

有些人會在日常生活中突然感受到強烈的焦慮、恐懼，出現嚴重心悸、呼吸困難、盜汗、暈眩等症狀，陷入稱為恐慌發作、過度換氣的狀態。

雖然目前原因仍舊不明，但壓力過大被認為是一大誘因。

服用精神安定劑時，**巧妙搭配中藥能夠有助減輕發作**。這對單純因緊張造成的心緒不定也有效果。

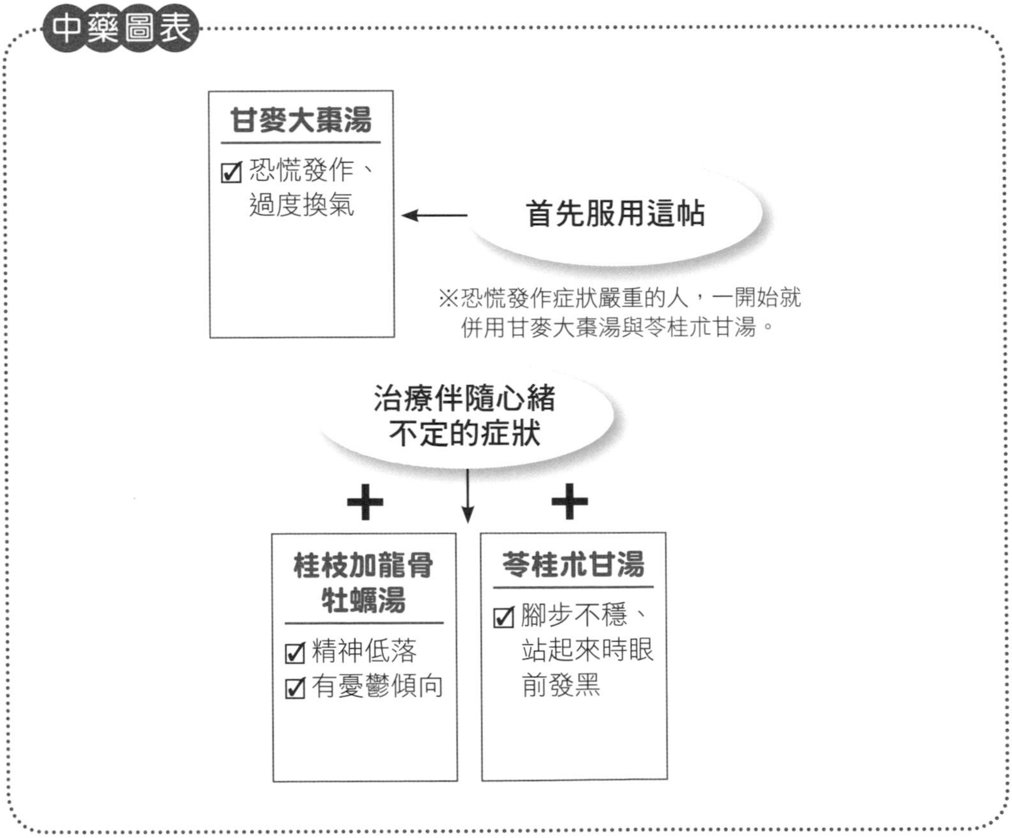

適應症＆服用方法

甘麥大棗湯▶▶▶急性心緒不定、容易過度換氣

適用容易興奮、急性心緒不定造成過度換氣的人，可治療精神官能症、失眠症、更年期障礙。每次服用2.5公克、一天三次，數天內就會顯現效果。

甘麥大棗湯＋桂枝加龍骨牡蠣湯▶▶▶振奮精神、抑制發作

伴隨恐慌發作、過度換氣等症狀，因憂鬱傾向心情低落的人，可搭配桂枝加龍骨牡蠣湯，每次服用2.5公克、一天三次，數天內低落的情緒就會逐漸好轉，恐慌也不容易發作。

甘麥大棗湯＋苓桂朮甘湯▶▶▶抑制腳步不穩、站起身時眼前發黑

恐慌發作時容易腳步不穩、站起身時眼前發黑，可搭配苓桂朮甘湯每次服用2.5公克、一天三次，數天內就不容易發生腳步不穩、站起身時眼前發黑的問題，有助預防恐慌發作。

病例

A先生（45歲）從事服務業，過去曾與顧客發生糾紛，從此一面對顧客就會心悸劇烈，籠罩在「心臟該不會停止了吧？」的恐懼中。雖然鄰近的醫療機構開立西藥〔Paroxetine（帕羅西汀）與Etizolam（依替唑侖）〕*，但服用後注意力無法集中，工作上頻頻發生失誤，因而前來我這邊就診。

我開立甘麥大棗湯，但A先生白天工作不方便服用中藥，所以讓他每次服用2.5公克、一天兩次。兩個禮拜後回診時，他很高興恐慌發作減輕了。A先生本來就有低血壓產生的頭暈問題，併用苓桂朮甘湯（每次2.5公克、一天兩次）後，恐慌症不再發作，身體狀況良好，可以繼續從事工作了。

*註：為抗憂鬱及焦慮藥物。

暈眩、腳步不穩

暈眩大多是跟「耳朵」相關的疾病所引起，但有時背後潛藏著青光眼、腦梗塞等危險疾病。

剛開始感到暈眩、腳步不穩時，要先讓專業醫師檢查，確認是否為危險疾病。之後，**若是西藥的效果不怎麼理想，再來嘗試服用中藥吧**。

依據不同類型的暈眩、腳步不穩，有相應對的中藥。重點是，要選擇適合症狀的藥物。

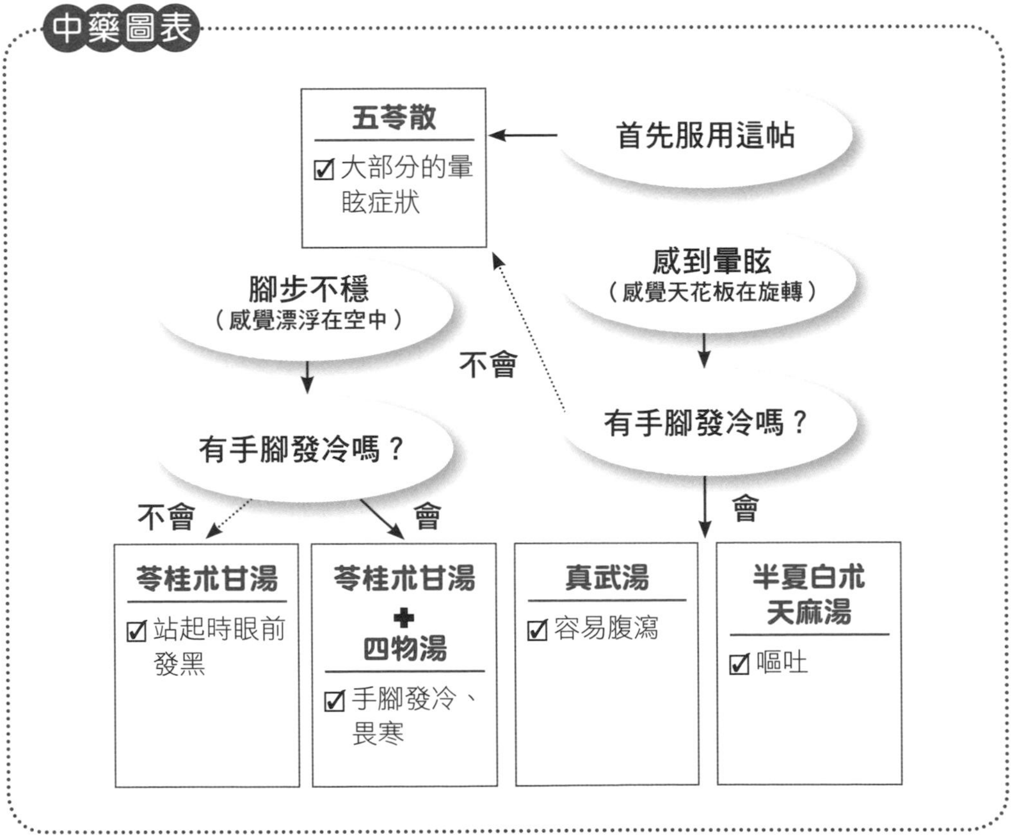

適應症＆服用方法

暈眩：感覺天花板在旋轉

五苓散▶▶▶暫時性改善與預防

用於暫時迅速緩解暈眩。適用各種類型的暈眩，頓服2.5（～5.0）公克，三十分鐘至一小時就會改善。以五苓散應急處置，同時以下述中藥確實解決根本問題。

半夏白朮天麻湯▶▶▶嘔吐、腳冷臉燙的類型

適用嘔吐、胃部經常不適、腳冷臉燙的人。每次服用2.5公克、一天三次，暈眩發作時以五苓散應對，數天內就會顯現效果。可與五苓散併用。

真武湯▶▶▶腹瀉、發冷的類型

適用容易腹瀉、全身或者腹部發冷的人。每次服用2.5公克、一天三次，暈眩發作時以五苓散應對，數天內就會顯現效果。可與五苓散併用。

腳步不穩：漂浮在空中的感覺

苓桂朮甘湯▶▶▶低血壓造成站立眼前發黑

適用低血壓、長時間站立或者突然站起會腳步不穩的人。每次服用2.5公克、一天三次，暈眩發作時以五苓散應對，數天內就會顯現效果。

苓桂朮甘湯＋四物湯▶▶▶低血壓造成手腳發冷

適用血壓低、站起時容易眼前發黑與腹部發冷、畏寒的人，可飲用苓桂朮甘湯搭配四物湯，每次服用2.5公克、一天三次。此服用法稱為「連珠飲」，數天內就會顯現效果。

容易暈眩的人需注意發冷問題

反覆暈眩的人具有腸胃虛弱及發冷的傾向，可用半夏白朮天麻湯、真武湯治療。腳冷臉燙的胃部虛弱適用半夏白朮天麻湯；全身發冷的腸道虛弱（腹瀉）適用真武湯。

夜晚失眠

迎來更年期後，對睡眠感到不滿的人數增多，這是因為促進睡眠的荷爾蒙（褪黑激素）隨著年齡遞減。前來婦產科的患者，也常訴苦說「不易入睡」「半夜、清晨醒來好幾次」「沒辦法熟睡」等。

判斷是否失眠的指標不是睡眠時間，而是白天是否嗜睡。

中藥不是「暫時睡眠的藥物」，而是「控制睡眠規律的藥物」。持續服用後，能夠從根本改善失眠問題，最終不需服用中藥也能夠入睡。

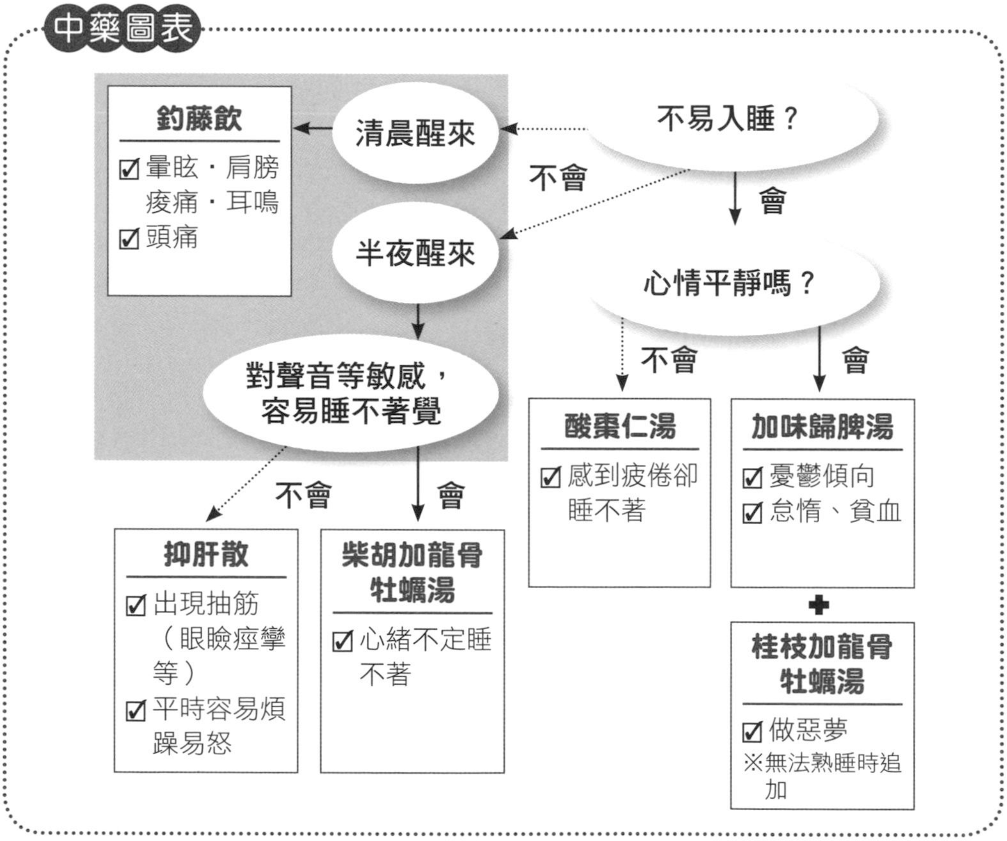

適應症&服用方法

加味歸脾湯▶▶▶不易入睡

適用出現情緒低落、經常焦慮不安有憂鬱傾向、疲倦、貧血等症狀的人。每次服用2.5公克、一天三次，數天內就會顯現效果。

加味歸脾湯+桂枝加龍骨牡蠣湯▶▶▶無法熟睡

適用經常做惡夢、愈睡愈疲倦的人，可用加味歸脾湯搭配桂枝加龍骨牡蠣湯，每次服用2.5公克、一天三次，數天內就會顯現效果。

酸棗仁湯▶▶▶感覺疲倦卻睡不著

適用無情緒低落、身體疲倦卻睡不著的人。每次服用2.5公克、一天三次，數天內就會顯現效果。對出現睡眠過度的嗜睡症患者也有效果。

釣藤散▶▶▶清晨醒來

適用黎明時出現頭痛、耳鳴，容易在清晨醒來的人。每次服用2.5公克、一天三次，數天內就會顯現效果。另外，夜間高血壓造成清晨甦醒的人，務必諮詢專業醫師。

柴胡加龍骨牡蠣湯▶▶▶半夜醒來

適用對聲音、氣味等敏感而心跳加速，意識到後就睡不著或者容易半夜醒來的人。每次服用2.5公克、一天三次，數天內就會顯現效果。

抑肝散▶▶▶平時容易煩躁易怒

適用容易半夜醒來、平時容易煩躁易怒的人。經常出現抽筋（眼瞼痙攣等）。每次服用2.5公克、一天三次，數天內就會顯現效果。腸胃虛弱的人比較適合抑肝散加陳皮半夏（每次2.5公克、一天三次）。

※若原先就有服用西藥安眠藥而覺得中藥效果不佳，一開始可併用西藥與中藥，待身體狀況好轉好再停用西藥。

發冷嚴重

現代人的正常體溫不到三十六度，「低體溫」的人愈來愈多。若正常體溫下降，全身代謝也會跟著下降，造成各種身心上的不適，如花粉症等過敏症狀、便秘、憂鬱傾向、月經痛、浮腫、肩膀痠痛等。

西醫較不關注發冷問題，比如止痛劑的「解熱鎮痛劑」，是讓患部降溫來抑制發炎症狀。

然而，對有發冷問題的女性來說，降低體溫助長了失溫症，反而讓身體變得更糟糕。與此相對，**中醫相當重視發冷對策**。

中藥圖表

全身發冷的類型

大建中湯	十全大補湯	補中益氣湯	真武湯
☑腹部脹滿 ☑肚臍周圍發冷	☑貧血傾向 ☑手容易乾裂	☑經常嗜睡 ☑容易感冒	☑容易腹瀉

高齡者身體發冷的類型

牛車腎氣丸	八味地黃丸
☑膝下浮腫 ☑膝下麻木	☑腳踝以下發冷 ☑腳掌發熱

漢方圖表

手腳發冷的類型

吳茱萸湯
- ☑ 肩膀痠痛、頭痛
- ☑ 嘔吐

當歸四逆加吳茱萸生薑湯
- ☑ 下半身（尤其腳踝以下）發冷
- ☑ 容易凍傷

當歸芍藥散
- ☑ 浮腫
- ☑ 貧血傾向

四物湯
- ☑ 手、指尖粗糙
- ☑ 氣色不佳

腳冷臉燙的類型

溫經湯
- ☑ 足腰發冷
- ☑ 手腳掌發熱
- ☑ 嘴唇乾燥

加味逍遙散
- ☑ 精神症狀（煩躁易怒）強烈

桂枝茯苓丸
- ☑ 擔心身體症狀（頭痛、單純發燙）

五積散
- ☑ 下半身疼痛
- ☑ 易得冷氣病
- ☑ 腰部到大腿異常發冷

半夏白朮天麻湯
- ☑ 腸胃虛弱
- ☑ 暈眩

適應症＆服用方法

全身發冷的類型：數天內就會顯現效果

真武湯▶▶▶容易腹瀉

適用出現腸胃虛弱、容易腹瀉、暈眩的人。每次服用2.5公克、一天三次，也有案例是併用人參湯（每次2.5公克、一天三次）比較有效。

補中益氣湯▶▶▶經常嗜睡、容易感冒

適用腸胃疲弱、缺乏食慾、經常嗜睡、容易感冒、到隔日還有疲憊感的人。每次服用2.5公克、一天三次。

十全大補湯▶▶▶貧血傾向、手乾粗糙

適用體力衰退、貧血傾向、手乾粗糙、腸胃虛弱、缺乏食慾的人。每次服用2.5公克、一天三次。

大建中湯▶▶▶腹部脹滿、肚臍周圍發冷

適用體力衰退、腹部脹滿、腹部乏力、腹部發冷的人。每次服用5.0公克（＝兩包）、一天三次。

高齡者身體發冷的類型：數天內就會顯現效果

八味地黃丸▶▶▶腳踝以下發冷、腳掌發熱

適用高齡者身體發冷（腳趾發冷但腳掌發熱）、下半身疲軟、小便頻繁、嘴唇乾燥、腰部乏力等症狀的人。每次服用2.5公克、一天三次。

牛車腎氣丸▶▶▶膝下浮腫、麻木

除了八味地黃丸的症狀，亦適用膝下浮腫、麻木的人。每次服用2.5公克、一天三次。

適應症＆服用方法

手腳發冷的類型：三十分鐘至一小時就會顯現效果

四物湯▶▶▶手、指尖粗糙乾燥

適用出現體力衰退、膚色不佳、手粗乾燥的人。每次服用2.5公克、一天三次。

當歸芍藥散▶▶▶出現浮腫、貧血傾向

適用出現體力衰退、氣色蒼白、浮腫、頭痛、貧血傾向的人。每次服用2.5公克、一天三次。

當歸四逆加吳茱萸生薑湯▶▶▶下半身發冷、腹痛

適用出現體力衰退、下腹部發冷疼痛、身體冷到夏天也要穿襪子、容易凍傷的人。每次服用2.5公克、一天三次。

吳茱萸湯▶▶▶肩膀痠痛、頭痛、嘔吐

適用出現體力衰退、肩膀痠痛、頭痛嚴重、嘔吐的人。每次服用2.5公克、一天三次。

腳冷臉燙的類型：數天內就會顯現效果

桂枝茯苓丸▶▶▶主要出現身體症狀

屬於腳冷臉燙型，明明下半身發冷但臉部卻發燙，出現身體症狀（某部位疼痛）的人，起初可嘗試這帖藥物。每次服用2.5公克、一天三次。

加味逍遙散▶▶▶主要出現精神症狀

適用出現煩躁易怒等精神症狀，及伴隨其他症狀的人。每次服用2.5公克、一天三次。

溫經湯▶▶▶足腰發冷、手腳掌發熱

適用明明下半身發冷、手腳掌卻發熱，出現嘴唇乾燥、月經不順的人。每次服用2.5公克、一天三次。

適應症&服用方法

半夏白朮天麻湯▶▶▶感到嘔吐、暈眩、頭痛

適用出現腸胃虛弱、容易嘔吐、暈眩、頭痛等的人。每次服用2.5公克、一天三次。

五積散▶▶▶下半身疼痛、易得冷氣病

適用出現體力衰退、腰痛、關節痛、月經痛等下半身疼痛的人，與腰部到大腿發冷的人。每次服用2.5公克、一天三次。

臉部發熱發燙

許多前來婦產科就診的患者表示，感覺上半身突然發熱、臉部充血。此情況好發於更年期的女性，因女性荷爾蒙分泌失衡，導致血流、出汗等發生異常。

有時還會陷入「腳冷臉燙」的狀態。明明上半身熱到揮汗如雨，下半身、手腳卻異常發冷。

如同上節所述，**中藥能夠改善這類發冷的相關症狀，下半身是否發冷會影響選用哪帖中藥。**

中藥圖表

下半身不會發冷的類型

白虎加人參湯
- ☑ 嘴巴、喉嚨異常乾渴

黃連解毒湯
- ☑ 臉色潮紅
- ☑ 煩躁易怒

下半身發冷的類型

五積散
- ☑ 下半身疼痛
- ☑ 易得冷氣病

半夏白朮天麻湯
- ☑ 胃部狀況不佳
- ☑ 嘔吐

加味逍遙散
- ☑ 煩躁易怒
- ☑ 身體疲倦

桂枝茯苓丸
- ☑ 容易疲倦
- ☑ 頭部沉重、肩膀痠痛

適應症＆服用方法

下半身不發冷的類型

黃連解毒湯▶▶▶臉色潮紅、煩躁易怒

適用出現臉部潮紅發燙、伴隨煩躁易怒的精神官能症、失眠症、更年期障礙等的人。每次服用2.5公克、一天三次，三十分鐘至一小時就會顯現效果。

白虎加人參湯▶▶▶發熱、嘴巴喉嚨乾渴

適用中暑、熱性疾患等造成的發熱，以及嘴巴、喉嚨乾渴的人。每次服用3.0公克、一天三次，三十分鐘至一小時就會顯現效果。

下半身發冷的類型

桂枝茯苓丸▶▶▶主要出現倦怠、疼痛等身體症狀

適用發燙、肩膀痠痛、暈眩、頭部沉重、倦怠等伴隨令人焦急身體症狀，以及月經不順、月經痛、更年期障礙的人。每次服用2.5公克、一天三次，數天內就會顯現效果。

加味逍遙散▶▶▶煩躁易怒、身體各處不適

適用發燙感、肩膀痠痛、容易疲倦、煩躁易怒、全身各處不適等，伴隨這些症狀的月經不順、月經痛、更年期障礙的人。每次服用2.5公克、一天三次，數天內就會顯現效果。

半夏白朮天麻湯▶▶▶嘔吐、腳冷臉燙類型

適用出現嘔吐、胃部經常不適、腳冷臉燙的人。每次服用2.5公克、一天三次，暈眩發作時以五苓散對應，數天內就會顯現效果。

五積散▶▶▶下半身疼痛、易得冷氣病

適用出現體力衰退、腰痛、關節痛、月經痛等下半身疼痛的人。每次服用2.5公克、一天三次，數天內就會顯現效果。

僅手腳掌發熱

各位有過明明沒發燒，晚上睡覺時把腳伸出棉被外，碰觸發冷的地板、牆壁感到舒服的經驗嗎？這正是腳掌發熱的證據。也有些患者訴苦發熱到難以入眠。

手腳掌發熱的人會因身體失去滋潤，經常出現嘴巴乾渴及嘴唇乾的狀況。這是與發冷問題連動所產生的症狀，用冷濕的布巾等降溫發熱的部位，反而會更加惡化症狀，需要小心注意。

想要增加滋潤，得用中藥來進行調節。

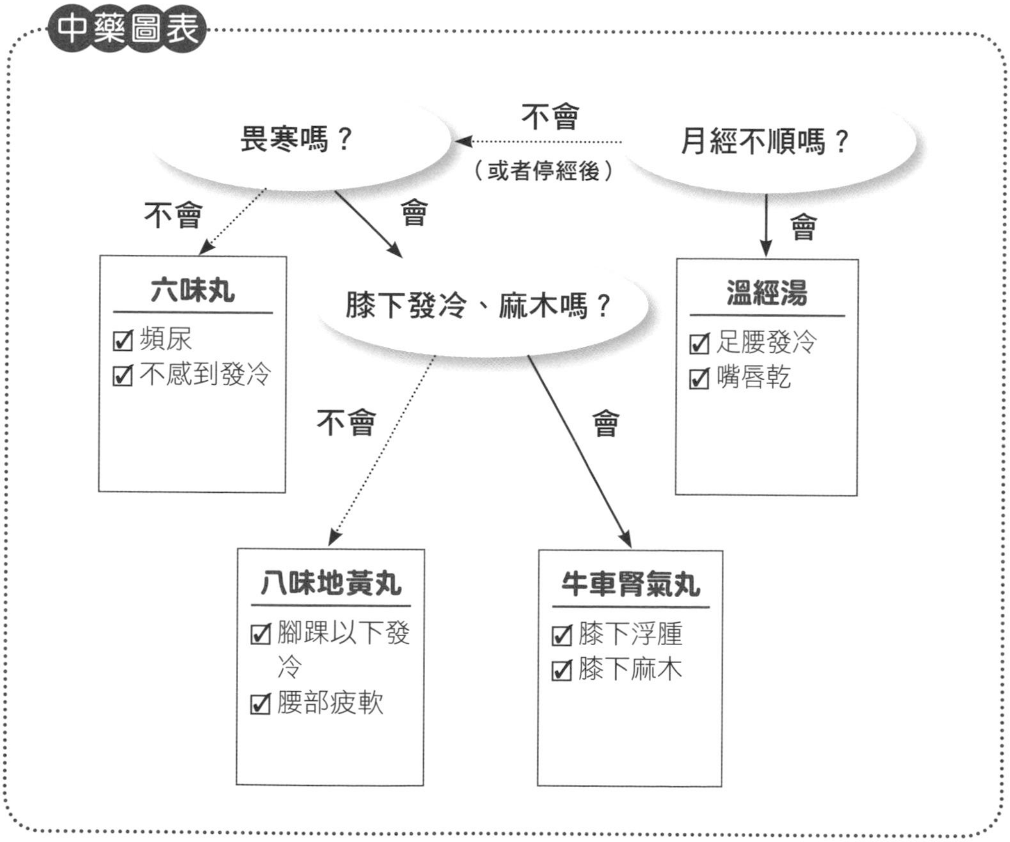

適應症&服用方法

溫經湯▶▶▶足腰發冷、手腳掌發熱

適用明明下半身異常發冷，手掌和腳掌卻發熱，出現嘴唇乾、月經不順等的人。每次服用2.5公克、一天三次，數天內就會顯現效果。

八味地黃丸▶▶▶腳踝以下發冷、腳掌發熱、頻尿

適用下半身，尤其腳趾發冷，腳掌卻發熱，出現嘴唇乾渴、腰部疲軟等症狀的人。每次服用2.5公克、一天三次，數天內就會顯現效果。

牛車腎氣丸▶▶▶膝下浮腫、麻木

除了八味地黃丸的症狀，適用膝下浮腫、麻木的人。每次服用2.5公克、一天三次，數天內就會顯現效果。

六味丸▶▶▶頻尿、不感到發冷

適用出現容易疲倦、頻尿、浮腫、皮膚搔癢等症狀，沒有感到發冷的人。每次服用2.5公克、一天三次，數天內就會顯現效果。

發熱治好後，皮膚會變得滋潤

在手腳掌發熱的人當中，許多人沒有自覺身體發冷，直接採取應急措施，降溫發熱部位，但最終沒有解決發熱問題，因而為此煩惱。

出現嘴巴、喉嚨乾渴、嘴唇乾、肌膚乾燥等症狀，正是身體失去滋潤的證據。持續服用此處介紹的中藥，取回原本的滋潤後，手腳掌發熱自然會消解。因為能夠改善嘴巴、喉嚨的乾渴與肌膚、嘴唇的乾燥，所以也推薦給時常塗抹護唇膏、護手霜的人。

容易浮腫

浮腫是指積存多餘水分造成腫脹的狀態。

一般來說，體內的水分會正常維持循環，但若過勞、運動不足、鹽分攝取過量，及生理期、懷孕，就容易出現浮腫。此外，也會因腎臟、心臟、肝臟等疾病造成浮腫。

在中醫，去除浮腫藥物為「利水藥」，可將集中於體內某處的水分引導至不足之處。中藥**會針對發生浮腫的部位，讓身體的水分代謝恢復原來的狀態。**

中藥圖表

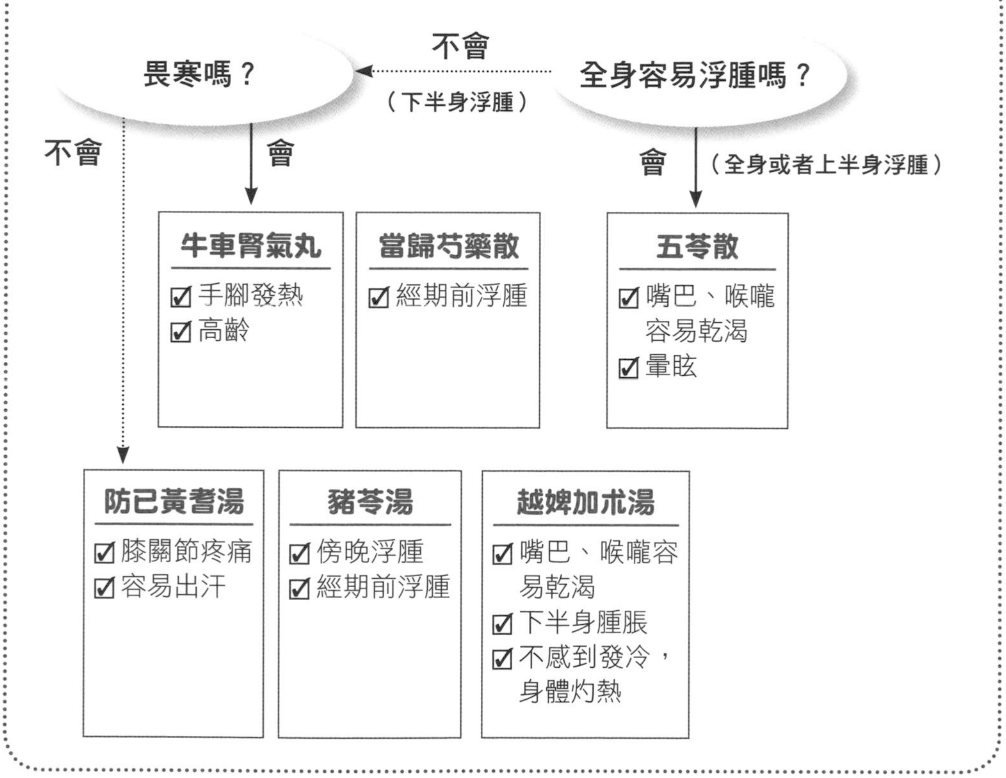

適應症＆服用方法

全身或上半身浮腫

五苓散▶▶▶以上半身為主的浮腫

適用伴隨嘴巴及喉嚨乾渴、頭痛、暈眩等的浮腫。每次服用2.5公克、一天三次，數天內就會顯現效果。最適合治療以上半身為主的浮腫。

下半身浮腫

防已黃耆湯▶▶▶膝蓋疼痛、月經前浮腫

適用容易疲倦、出汗的人，與因肥胖膝關節浮腫、疼痛（尤其變形性膝關節症）的人。每次服用2.5公克、一天三次，數天內就會顯現效果。

豬苓湯▶▶▶傍晚浮腫、經期前浮腫

適用膝蓋不疼痛，到傍晚會出現浮腫的人，對月經前的浮腫也有效果。每次服用2.5公克、一天三次，數天內就會顯現效果。可治療膀胱炎等膀胱過動症造成的排尿障礙。

越婢加朮湯▶▶▶沒有感到發冷、嘴巴喉嚨乾渴

適用沒有感到發冷，但嘴巴、喉嚨乾渴的人。每次服用2.5公克、一天三次，數天內就會顯現效果。出現浮腫、腫脹時也可服用。

牛車腎氣丸▶▶▶高齡者的浮腫

適用感到發冷、嘴唇乾、膝下浮腫麻木的人。每次服用2.5公克、一天三次，數天內就會顯現效果。

當歸芍藥散▶▶▶感到發冷、月經前腳浮腫

與上述的防已黃耆湯、豬苓湯相同，適用月經前的浮腫。每次服用2.5公克、一天三次，數天內就會顯現效果。

感覺喉嚨悶塞

感覺喉嚨悶塞，**前往耳鼻喉科就診，卻被告知「沒有任何問題」時，可能是罹患了中醫所說的「梅核氣」。**

梅核氣如同其名，是感覺喉嚨卡著梅種（核）的症狀，但怎麼檢查喉嚨就是找不到東西，屬於精神官能症的一種。

對於梅核氣等心因性的喉嚨異樣感，半夏厚朴湯極具效果。另外，心肌梗塞的相關症狀也有可能引起喉嚨異樣感，建議接受心電圖檢查以防萬一。

適應症&服用方法

半夏厚朴湯

▶▶▶喉嚨、食道有異物感

適用情緒低落、喉嚨食道有異物感的人，有時伴隨心悸、暈眩、嘔吐等症狀。每次服用2.5公克、一天三次，一～兩個禮拜就會顯現效果。

中藥圖表

半夏厚朴湯

- ☑ 喉嚨、食道有異物感
- ☑ 心情容易低落

從數千年前就存在的心藥

除了梅核氣，半夏厚朴湯對神經性胃炎、孕吐、咳嗽、聲音沙啞等也有效果。心因性症狀給人現代文明病的印象，但其實早在兩千年前編纂的中藥古典中，就已刊載了半夏厚朴湯的效用。人類自古便不斷與壓力對抗，治療精神症狀的中藥不會令人感到嗜睡。

骨盤內～外陰部感到不適、疼痛

有些案例除了膀胱炎等症狀，還出現外陰部發熱等不適。

許多人會懷疑是帶下（白帶）問題，但診斷的病因多是慢性膀胱炎、骨盤發炎，通常是投與抗生素藥物治療，但有些人的症狀仍舊沒有改善。遇到這樣的情況，**不妨嘗試龍膽瀉肝湯**。

龍膽瀉肝湯是用於排尿問題、生殖器發炎、帶下問題等的中藥，也能短時間改善骨盤陰部的症狀。

適應症＆服用方法

龍膽瀉肝湯

▶▶▶外陰部感到不適

適用下腹部腫脹、疼痛的人，可治療排尿痛、陰部搔癢、陰道炎、子宮內膜炎、帶下分泌等症狀。每次服用2.5公克、一天三次，一～兩個禮拜就會顯現效果。

中藥圖表

龍膽瀉肝湯

☑下腹部腫脹、疼痛

☑帶下量多

症例

K女士（77歲，女性）沒有生產經歷也沒有過性經驗，醫師診斷外陰炎，經他人介紹來到我這邊。她已經接受過氯黴素陰道錠、雌三醇陰道錠、肟可納唑陰道錠、含類固醇軟膏、特比奈芬乳膏、甘菊藍軟膏等的治療，但全都沒有效果。

於是我開立龍膽瀉肝湯給她，每次服用2.5公克、一天三次，兩個禮拜回診時，症狀完全消失了。

肩膀痠痛嚴重

在我負責診治的婦產科患者當中，許多人為肩膀痠痛所苦。肌肉僵硬造成的肩膀痠痛，按摩、痠痛貼布大多能暫時緩解，而鬆緩肌肉的西藥具有嗜睡、喉嚨乾渴、嘔吐等副作用。

這類患者上門求助時，我會推薦服用中藥。

對肩膀痠痛有效的中藥，根據伴隨症狀可分成三種模式。重點是選用符合自己的中藥，以獲得確實的療效。

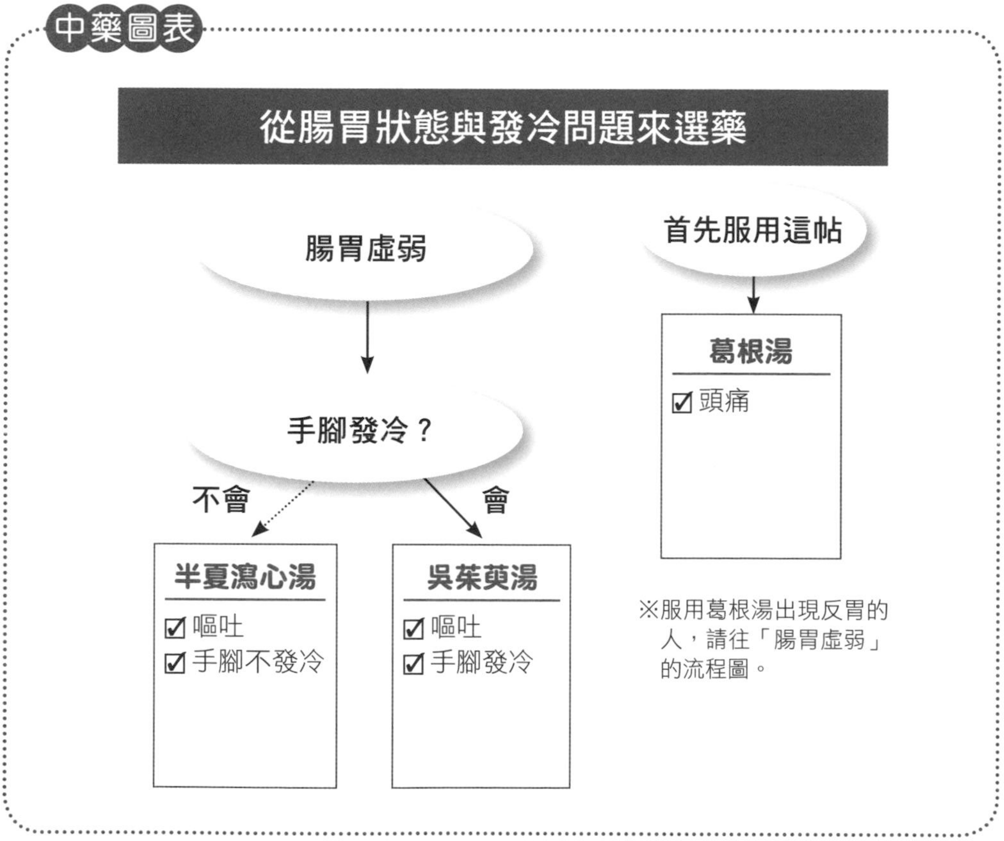

從發燙、精神方面的問題來選藥

有發燙嗎？

不會 →

當歸芍藥散
- ☑ 手腳發冷
- ☑ 浮腫

會 →

桂枝茯苓丸
- ☑ 有疼痛倦怠並感到煩躁

加味逍遙散
- ☑ 對健康感到不安而煩躁

從痠痛部位來選藥

肩胛骨間到背部出現痠痛，讓人想扭轉身體 →

抑肝散
- ☑ 抽筋（眼瞼痙攣等）

肩膀到肩胛骨出現痠痛，讓人想轉動肩膀 →

柴胡桂枝乾薑湯
- ☑ 感到發冷
- ☑ 軟便

大柴胡湯
- ☑ 腹部脹滿
- ☑ 便秘

若猶豫該選柴胡桂枝乾薑湯還是大柴胡當 →

四逆散

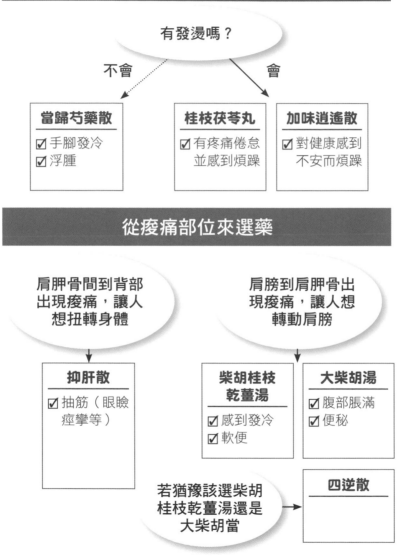

適應症＆服用方法

從腸胃狀態、發冷問題來選藥

葛根湯▶▶▶肩膀痠痛的第一選擇

適用伴隨頭痛的肩膀痠痛。葛根湯經常用來治療感冒，但我較常用來治療肩膀痠痛。每次服用2.5公克、一天三次，也可每次頓服5.0公克，三十分鐘至一小時就會顯現效果。肩膀痠痛的第一選擇藥物。

吳茱萸湯▶▶▶嘔吐、手腳發冷

適用伴隨嘔吐、發冷、頭痛的肩膀痠痛。每次服用2.5公克、一天三次，也可頓服，三十分鐘至一小時就會顯現效果。

半夏瀉心湯▶▶▶嘔吐、沒有手腳發冷

適用嘔吐但手腳不發冷的人。每次服用2.5公克、一天三次，也可頓服，三十分鐘至一小時就會顯現效果。

從發燙、精神方面的問題來選藥（可併用葛根湯）

桂枝茯苓丸▶▶▶主要出現身體症狀

適用主要出現腳冷臉燙、疼痛、疲倦等身體症狀的人。每次服用2.5公克、一天三次，一天至數天就會顯現效果。

加味逍遙散▶▶▶主要出現精神症狀

適用對身體狀況不佳感到焦慮，主要出現煩躁易怒等精神症狀，以及伴隨諸多症狀的人。每次服用2.5公克、一天三次，一天至數天就會顯現效果。

當歸芍藥散▶▶▶手腳發冷、出現浮腫

適用沒有發燙、煩躁易怒的症狀，但有浮腫、頭痛、貧血傾向的人，也可治療懷孕時的肩膀痠痛。每次服用2.5公克、一天三次，也可頓服。一天至數天就會顯現效果。

適應症&服用方法

從痠痛部位來選藥（可併用葛根湯）

大柴胡湯▶▶▶整個肩膀到肩胛骨痠痛、便秘

適用整個肩膀到肩胛骨痠痛，有腹部脹滿、便秘的人。每次服用2.5公克、一天三次，數天內就會顯現效果。

柴胡桂枝乾薑湯▶▶▶整個肩膀到肩胛骨痠痛、軟便

適用整個肩膀到肩胛骨痠痛，有發冷、軟便、精神上鬱悶的人。每次服用2.5公克、一天三次，數天內就會顯現效果。

四逆散▶▶▶猶豫該選柴胡桂枝乾薑湯還是大柴胡湯時

出現整個肩膀到肩胛骨痠痛，猶豫該選柴胡桂枝乾薑湯，還是大柴胡湯時使用。每次服用2.5（～5.0）公克、一天三次，數天內就會顯現效果。

抑肝散▶▶▶肩胛骨間到背部痠痛

適用肩胛骨間到背部痠痛的人、出現抽筋（眼瞼痙攣）的人。每次服用2.5公克、一天三次，數天內就會顯現效果。腸胃虛弱的人比較適合抑肝散加陳皮半夏（每次2.5公克、一天三次）。

高明選擇中藥的訣竅

如果沒有出現腸胃症狀，不妨從葛根湯開始嘗試。當葛根湯的效果不佳，可根據肩膀痠痛伴隨的症狀，變更、併用其他藥物。

葛根湯、吳茱萸湯、半夏瀉心湯也可在肩膀痠痛惡化時服用，三十分鐘至一小時就會顯現效果。其他中藥大多需要數天才有效果。

不管選擇哪一帖藥，有時可能會出現多種肩膀痠痛的情況，需要分開服用幾帖藥物，感到困擾時請諮詢專業醫師、藥劑師。

月經不順

為身體不適所煩惱的年輕女性，大多伴隨月經不順的問題。

前往婦產科就診時，醫師通常會開立避孕藥（與口服避孕藥同等的女性荷爾蒙配劑），能夠在某種程度上控制月經週期。

婦產科以外的地方無法開立避孕藥，但是對日本年輕未婚女性來說，踏進婦產科的門檻相當高。

此時，我會推薦服用中藥。**以下就來介紹兩帖對身體溫和、可治療月經不順的代表中藥。**

中藥圖表

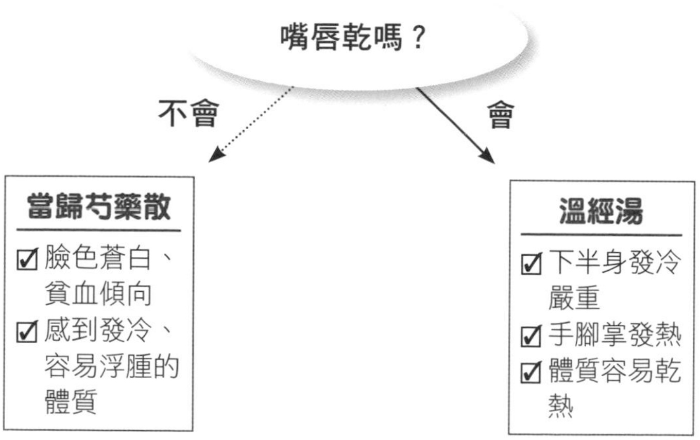

適應症&服用方法

溫經湯▶▶▶嘴唇乾

適用明明下半身發冷嚴重，手腳掌卻在發熱、嘴唇乾的人。每次服用2.5公克、一天三次，快的話下次經期就會顯現效果。

當歸芍藥散▶▶▶嘴唇不乾

適用出現發冷、浮腫、頭痛、臉色蒼白、有貧血傾向的人。每次服用2.5公克、一天三次，快的話下次經期就會顯現效果。

避孕藥的功與過

避孕藥（口服避孕藥）是一種荷爾蒙配劑，許多女性對它抱持著「恐怖藥物」的負面印象。的確，避孕藥被認為跟乳癌、子宮頸癌等女性特有的癌症有關，極少數的情況下還可能形成血栓。

然而，在專業醫師的指導下適當服用，避孕藥是非常棒的藥物。除了緩和月經症狀、容易預測月經日期，還能夠達到避孕效果。因此，我平時診療時常開立避孕藥。

患者會擔心的是，服用後容易感到嘔吐，與出現浮腫看起來有點發福。對於嘔吐問題，可在睡前服用來防止；而浮腫問題，就只能請患者稍微忍耐到症狀治好。

經痛、經期腰痛

根據不同原因，經痛可概分為三種。

其一是「收縮過度型」的經痛。子宮肌肉收縮排出老舊血液時，收縮過於強勁產生劇烈疼痛。其二是「疾病合併型」，因子宮肌瘤、子宮內膜異位症等疾病產生的疼痛。

第三種是「發冷誘發型」，最近增加很多這類型患者。除原本就手腳發冷，其實止痛藥也助長了身體發冷的問題。

以下準備了一些中藥，分別可對三種類型發揮療效。

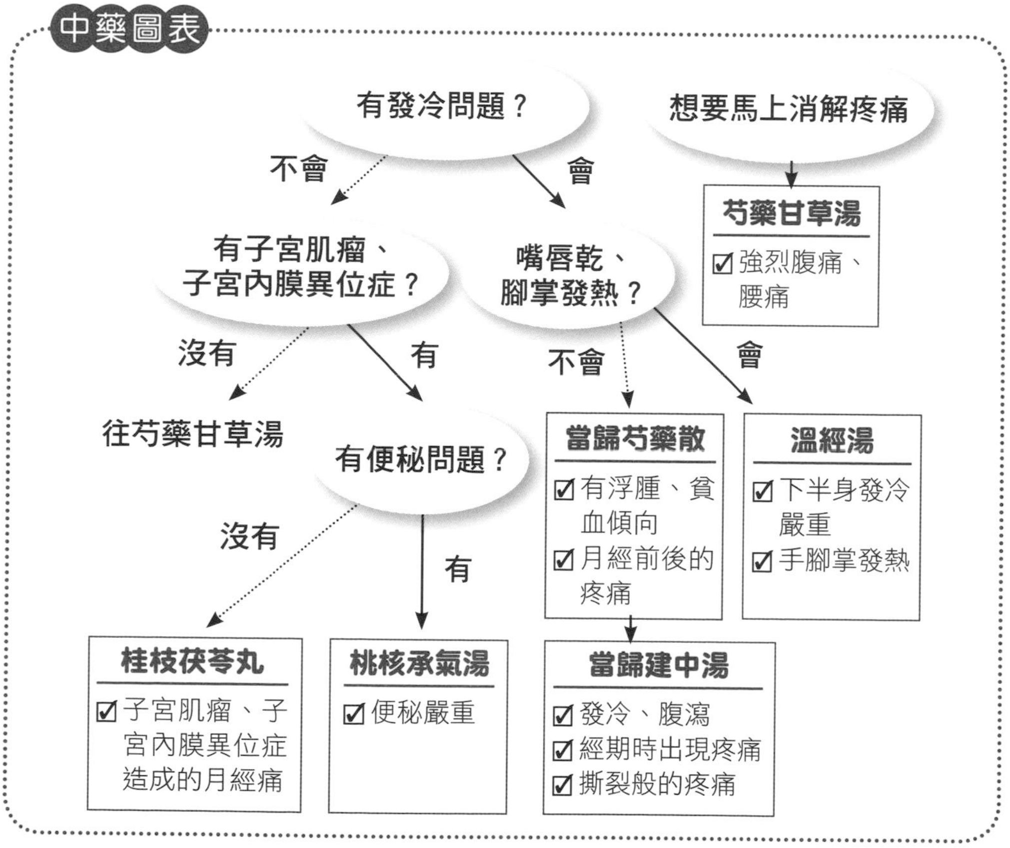

適應症＆服用方法

收縮過度型：疼痛時服藥

芍藥甘草湯▶▶▶速效、暫時消解疼痛

對伴隨急性肌肉痙攣的疼痛，能夠迅速發揮效果。經痛發生時頓服2.5（～5.0）公克，五～六分鐘就會緩解疼痛。

※可併用非類固醇消炎藥（NSAIDs）。

疾病合併型：需持續服用的藥物

桂枝茯苓丸▶▶▶子宮肌瘤、子宮內膜異位症的第一選擇

適用子宮肌瘤、子宮內膜異位症造成的月經痛，具有改善微循環障礙的作用。持續每次服用2.5公克、一天三次，

※可併用非類固醇消炎藥（NSAIDs）。

桃核承氣湯▶▶▶患有子宮肌瘤、子宮內膜異位症、便秘

適用患有子宮肌瘤、子宮內膜異位症、嚴重便秘的人，具有改善微循環障礙的作用。先每次服用2.5公克、一天一次，再根據糞便狀態增加藥量。

※可併用非類固醇消炎藥（NSAIDs）。

適應症＆服用方法

發冷誘發型：需持續服用的藥物

溫經湯▶▶▶足腰發冷、手腳掌發熱

適用下半身發冷嚴重，但手腳掌卻在發熱，有嘴唇乾、月經不順等的人。持續每次服用2.5公克、一天三次。

※可併用非類固醇消炎藥（NSAIDs）。

當歸芍藥散▶▶▶浮腫、貧血傾向

適用出現發冷、浮腫、頭痛等症狀，臉色蒼白、有貧血傾向的人。每次服用2.5公克、持續每天服用三次。

當歸建中湯▶▶▶當歸芍藥散緩解不了疼痛，且月經時腹瀉

適用容易疲倦、氣色不佳、發冷、腹瀉，與月經時有撕裂般疼痛的人。月經期間七天，每次服用2.5公克、一天三次（非經期時服用當歸芍藥散）。

※需持續服用的藥物，快的話下次經期就會顯現效果。

膀胱容易發炎

膀胱炎也是常見於女性身上的病症。

膀胱炎多是細菌感染膀胱內部的「細菌性膀胱炎」。感染膀胱炎後，會出現排尿時疼痛（排尿痛）、排得不乾淨（殘尿感）、常跑廁所（頻尿）、尿液混濁（混濁尿、有時為血尿）等症狀。

膀胱炎的治療一般是服用抗菌藥（抗生素），效果顯著。然而，**膀胱炎頻繁反覆發生、症狀慢性化時，單獨服用中藥或者併用抗菌藥**，有助及早改善、預防復發。

中藥圖表

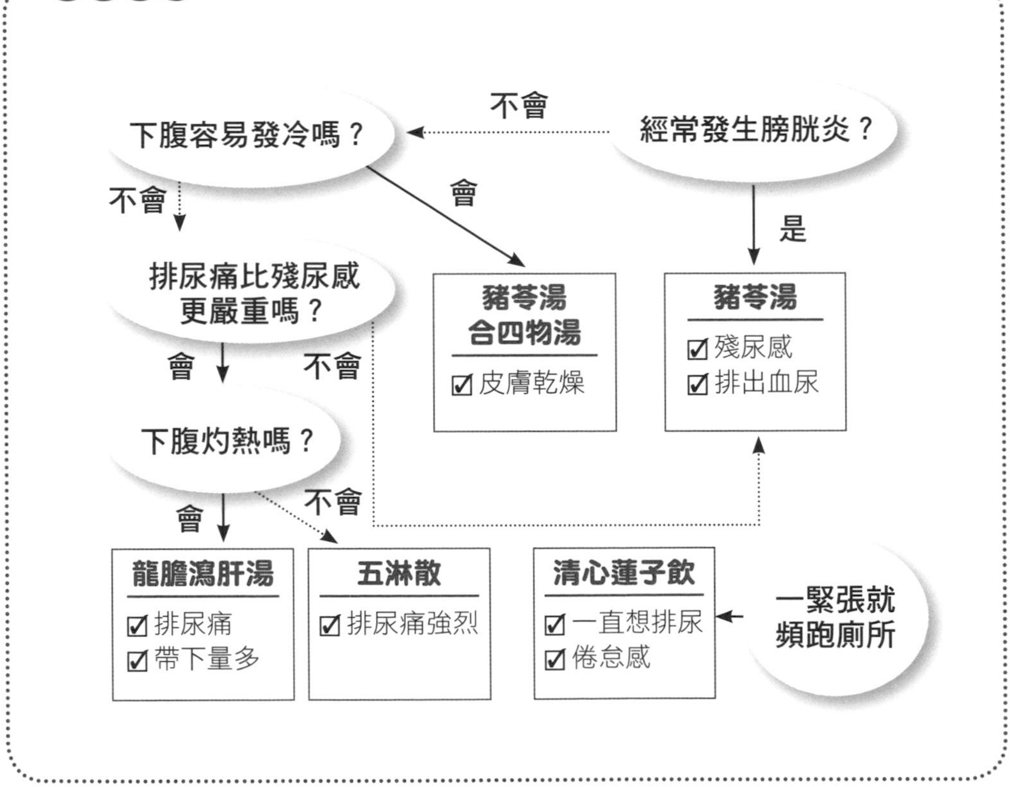

適應症＆服用方法

豬苓湯▶▶▶膀胱容易發炎，尤其出現血尿

適用排尿困難、排尿痛、殘尿感、頻尿、下半身浮腫、血尿等症狀。每次服用2.5公克、一天三次，數天內就會顯現效果。治療膀胱黏膜遭細菌破壞的藥物。

豬苓湯合四物湯▶▶▶下腹發冷、膀胱容易發炎

適用皮膚乾燥、氣色不佳、排尿痛、頻尿、有殘尿感，可治療膀胱炎、尿道炎等。每次服用2.5公克、一天三次，數天內就會顯現效果。

龍膽瀉肝湯▶▶▶帶下量多、下腹發熱

適用下腹腫脹疼痛的人，可治療排尿痛、陰部搔癢、陰道炎、子宮內膜炎、帶下異常等。每次服用2.5公克、一天三次，數天內就會顯現效果。

五淋散▶▶▶排尿前後疼痛劇烈

適用頻尿、有殘尿感，尤其排尿前後疼痛劇烈的膀胱炎。每次服用2.5公克、一天三次，數天內就會顯現效果。

清心蓮子飲▶▶▶總是想著排尿

適用因神經質腸胃虛弱、全身出現倦怠感的人，可治療膀胱炎、尿道炎等。每次服用2.5公克、一天三次，數天內至一週就會顯現效果。

抗菌藥＋中藥宛若如虎添翼

對膀胱炎患者投與抗菌藥（抗生素）能夠迅速消解疼痛，這一點體現了西藥的強大。然而，儘管抗菌藥滅菌力強大，卻沒辦法治療細菌感染膀胱的發炎症狀。因此，即便暫時消除了膀胱炎的疼痛，可能不久後又會再度復發，轉為慢性症狀。

另一方面，中藥有治療膀胱炎的效果，搭配抗菌藥服用，能夠迅速改善症狀，且有助於預防再度復發。

頻尿、漏尿

因年齡的增長，人體貯水能力衰退，容易流失水分而增加尿量。另外，貯存熱的能力也會衰退，易流失熱，下腹部發冷會造成尿道的緊實變差。

身體變化帶來的問題是，因年齡增長的頻尿、漏尿。半夜醒來如廁超過兩次，就算是有頻尿問題。

中藥擅於控制身體的水分、熱。若能善用中藥，一生都可以保持排尿順暢。

中藥也能改善膀胱過動症造成的頻尿、漏尿問題。

中藥圖表

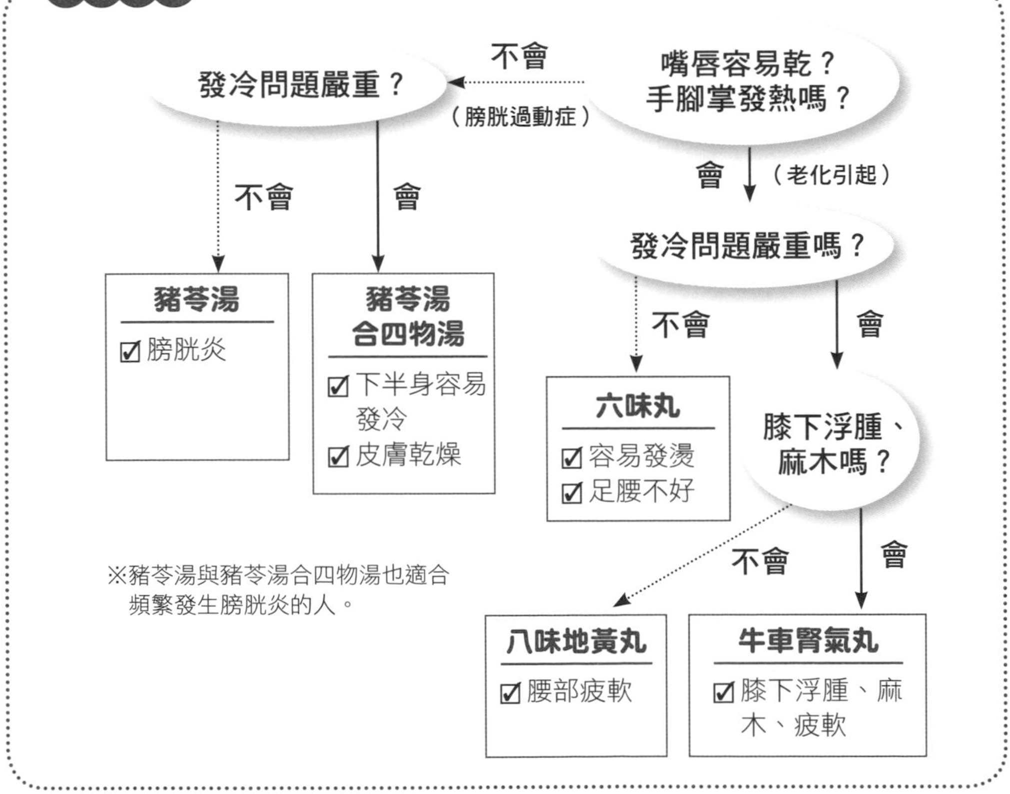

※豬苓湯與豬苓湯合四物湯也適合頻繁發生膀胱炎的人。

適應症&服用方法

年齡增長造成的頻尿、漏尿

六味丸▶▶▶發冷問題尚輕微

適用出現嘴唇乾、手腳發熱、足腰衰弱的頻尿問題。每次服用2.5公克、一天三次，一～兩個禮拜就會顯現效果。

牛車腎氣丸▶▶▶感到發冷、膝下浮腫

除了八味地黃丸的症狀，適用出現膝下浮腫麻木、嘴唇乾的人。每次服用2.5公克、一天三次，一～兩個禮拜就會顯現效果。

八味地黃丸▶▶▶感到發冷

適用出現腳部發冷腳底發熱、嘴唇乾、腰部疲軟等症狀的人。每次服用2.5公克、一天三次，一～兩個禮拜就會顯現效果。

膀胱過動症造成的頻尿、漏尿

豬苓湯▶▶▶發冷問題沒有那麼嚴重的人

適用膀胱炎等膀胱過動症造成的頻尿、漏尿、排尿痛、有殘尿感。每次服用2.5公克、一天三次，數天內就會顯現效果。

豬苓湯合四物湯▶▶▶下半身發冷的人

適用出現皮膚乾燥、氣色不佳、排尿痛、有殘尿感的人，可治療膀胱炎、尿道炎等。每次服用2.5公克、一天三次，數天內就會顯現效果。

腰痛（骨刺、坐骨神經痛等）

許多更年期後的女性會出現跟月經無關的腰痛。

雖然部分腰痛與內臟疾病有關，但隨著年齡增長引起的腰痛，大多來自脊椎、周圍包覆的肌肉以及穿梭其間的神經。骨刺、坐骨神經痛是代表例子，不少人選擇使用貼布、止痛藥應付過去。

中藥對這些人來說是一大福音，**從迅速消解疼痛到治療難治的神經痛**，各種中藥應有盡有。

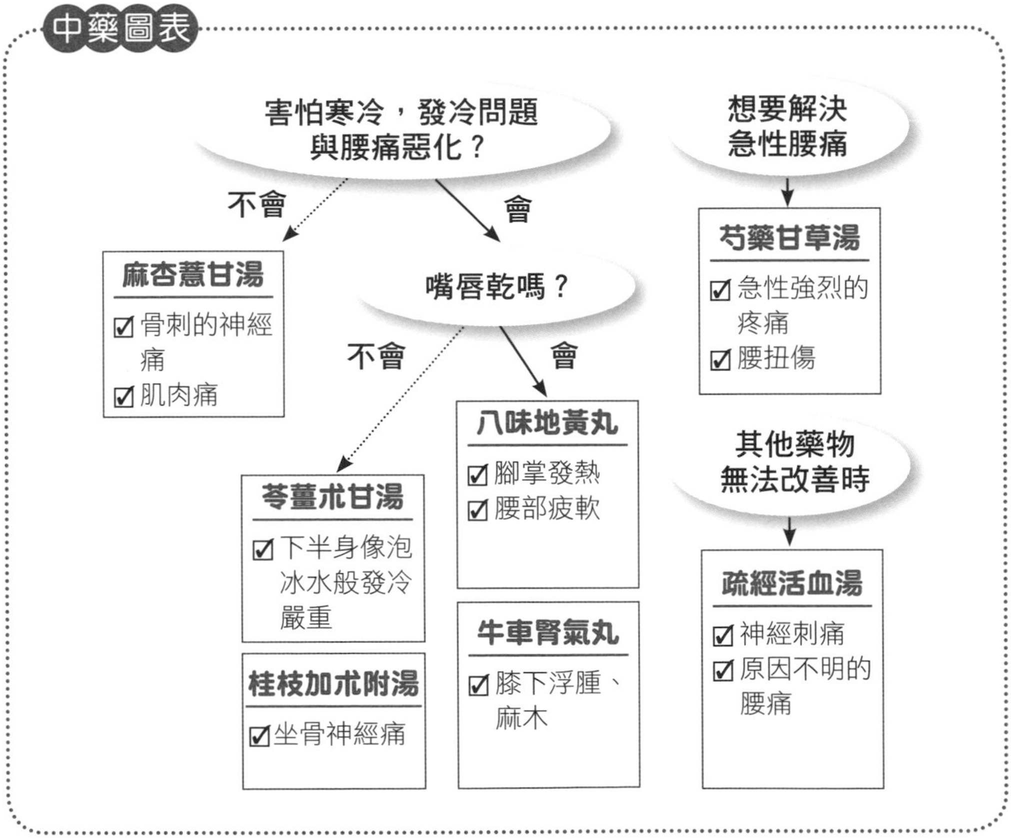

適應症＆服用方法

無發冷的類型

芍藥甘草湯▶▶▶迅速消解腰扭傷的疼痛

對於急性肌肉痙攣伴隨的疼痛，能夠發揮明顯的效果。發生腰扭傷時，頓服2.5（～5.0）公克，五～六分鐘就能緩解疼痛。

麻杏薏甘湯▶▶▶肌肉痛、骨刺造成的神經痛

用於各種腰背部疼痛。出現痛覺時頓服2.5公克，三十分鐘至一小時就會顯現效果。對因天氣不佳造成的劇烈疼痛有效果。

發冷的類型

八味地黃丸▶▶▶嘴唇乾渴、腳掌發熱

適用出現腳部發冷腳掌發熱、嘴唇乾、腰部疲軟等症狀的人。每次服用2.5公克、一天三次，數天內就會顯現效果。

牛車腎氣丸▶▶▶膝下浮腫、麻木

除了八味地黃丸的症狀，適用出現膝下浮腫、麻木的人。每次服用2.5公克、一天三次。

苓薑朮甘湯▶▶▶下半身（尤其腰部～大腿）強烈發冷

適用下半身像浸泡冰水般發冷的腰痛。每次服用2.5公克、一天三次，數天內就會顯現效果。

桂枝加朮附湯▶▶▶被診斷為坐骨神經痛

被診斷為坐骨神經痛後，每次服用2.5公克、一天三次，數天內就會顯現效果。出現疼痛時也可頓服2.5公克。對手腳發冷，天氣不佳造成的劇烈疼痛也有效。

疏經活血湯▶▶▶其他藥物都無法消解的疼痛

適用出現線狀疼痛（神經刺痛）的人。每次服用2.5公克、一天三次，尤其對左半身的症狀非常有效。用於其他藥物無法改善、腰痛原因複雜不明的時候。

更年期障礙

更年期障礙是指女性荷爾蒙（動情激素）的量隨著年齡增長而減少，身心出現各種症狀的狀態。

除了稱為熱潮紅（Hot Flashes）的臉部發燙發熱、盜汗、心悸、發冷、肩頸痠痛、輕微便秘等身體症狀，還有煩躁易怒、鬱悶寡歡、失眠等精神症狀。

一般治療法是採取女性荷爾蒙補充法，或者是開立精神安定劑、安眠藥等。

若對這些治療法稍微感到排斥，不妨試看看中藥。

中藥圖表

首先服用這帖 →

加味逍遙散

- ☑ 出現各種症狀，但都相對輕微
- ☑ 每天出現的症狀不同（不定愁訴）

效果不佳時 ↓

女神散

- ☑ 總是出現相同症狀（固定愁訴）

適應症＆服用方法

加味逍遙散▶▶▶症狀每天都改變（原因不明的不適症狀）

適用身心出現各種症狀但都相對輕微，且每天出現不同症狀（原因不明的不適症狀）的人。每次服用2.5公克、一天三次，數天內就會顯現效果。可說是不定愁訴（原因不明的不適）的萬靈丹。

女神散▶▶▶持續相同症狀（特定不適症狀）

適用加味逍遙散效果不佳，且總是出現相同症狀（特定不適症狀）的人。每次服用2.5公克、一天三次，數天內就會顯現效果。

症例

S女士（51歲）的月經間隔延長、經血量減少，上次月經是三個月前、為期兩天。原主治醫師開立治療煩躁易怒、心悸、更年期障礙等的藥物（Etizolam），但因發燙（熱潮紅）情況嚴重，自己覺得可能是更年期障礙而前來本院就診。

檢查後未發現子宮肌瘤、子宮內膜異位症等，體溫36.4度但有熱潮紅，偶爾會感到腰痛、肩膀痠痛，因便秘問題有在服用瀉藥，下肢沒有出現浮腫。根據上述現象，我判斷「有」微循環障礙（月經異常、疼痛、便秘），選用加味逍遙散。讓她每次服用2.5公克萃取劑、一天三次。結果，經過約兩個禮拜，她自己覺得熱潮紅的情況減半，煩躁易怒感平復許多，睡眠時間變長，雖停用了瀉藥，也幾乎能天天排便。

可治療更年期的各種症狀

中醫在治療更年期障礙時，基本上會先用加味逍遙散或者女神散。然後，再針對鬱悶寡歡（→三四頁）、煩躁易怒（→三六頁）、失眠（→四二頁）、臉部發熱發燙（→四九頁）、肩膀痠痛（→五七頁）等，分別投與不同的中藥治療。

尤其是治療精神性的諸多症狀，中藥的效果相當顯著。

Column 婦產科的三大中藥

當歸芍藥散、加味逍遙散、桂枝茯苓丸被稱為婦產科的三大中藥。

然而，能夠確實讓中藥「發揮效果」的婦產科醫師並不多。因為中藥不像效能說明書寫有「應該投與這類患者」等具體敘述。

我的中藥處方是根據微循環障礙來用藥。女性容易發生微循環障礙，出現月經異常、頭痛、下腹部痛、腰痛等症狀。一般患有微循環障礙的人具有下述特徵。

＊腹部脹滿（便秘傾向）
＊出現疼痛、痠痛、疲軟、沉悶（慢性症狀）
＊皮膚顏色淺黑，容易發生皮膚炎
＊月經異常
＊患有慢性疾患的老毛病

〈當歸芍藥散〉發冷、貧血、浮腫

適用出現輕微貧血、腳步不穩、容易疲倦、手腳腰部發冷、腳部浮腫等的人。每次服用2.5公克、一天三次。

〈加味逍遙散〉發燙、主要出現精神症狀、煩躁易怒

適用出現發燙（熱潮紅）、對某疾病過於煩心擔憂、為其他各種症狀所惱的人。每次服用2.5公克、一天三次。

〈桂枝茯苓丸〉發燙、主要出現身體症狀、煩躁易怒

適用出現發燙（熱潮紅）、煩躁易怒、狀況不佳的人，與出現身體症狀（某處疼痛）、感到著急不安的人。每次服用2.5公克、一天三次。

第3章

適用懷孕、生產的中藥

首先是「困擾時服用一包」

能夠用於孕婦的西藥，僅有少部分。所以，懷孕時的健康管理，中藥被視為重寶。

若能學會如何善用中藥，就可安心舒適度過懷孕期間。**中藥能夠應對懷孕時出現的各種症狀**。

尤其懷孕時會受到黃體素的影響，身體容易堆積水分導致各種症狀，如頭痛、暈眩、腰痛（輕微）、腹痛（脅迫性流產、早產）、肩膀痠痛、浮腫等。當歸芍藥散就能應對所有症狀。

適應症＆服用方法

當歸芍藥散

▶▶▶對孕婦溫和的「安胎藥」

當歸芍藥散又被稱為「安胎藥」，光用這一帖就能應對大部分的症狀。每次服用2.5公克、一天三次。

中藥圖表

當歸芍藥散

☑ 頭痛、暈眩、腰痛、肩膀痠痛、浮腫等
☑ 預防與治療脅迫性流產、脅迫性早產

對於當歸芍藥散治不好的疼痛

服用當歸芍藥散卻治不好頭痛時，以跟頭痛一同出現的主要症狀為線索，尋找別的中藥。比如，主要症狀為肩膀痠痛時服用**葛根湯**；主要症狀為暈眩時服用**五苓散**。兩者都是每次服用2.5公克、一天三次。

服用當歸芍藥散卻治不好腰痛時，改服**麻杏薏甘湯**。麻杏薏甘湯對腰背部各種疼痛有效，出現疼痛時頓服2.5公克，三十分鐘至一小時就會顯現效果。

手、指關節疼痛（腕隧道症候群）

腕隧道症候群是手的拇指、食指、中指出現疼痛麻木的症狀。此症狀常見於懷孕婦女身上，惡化到最後會妨礙雙手運作。

雖發生原因不明確，但若是懷孕中，可能跟腱鞘的浮腫有關。浮腫壓迫到腕隧道中的神經（正中神經），因而產生疼痛、麻木等症狀。

溫清飲也適用伴隨月經、懷孕、生產等而來的精神、身體症狀。

適應症＆服用方法

溫清飲

▶▶▶指關節疼痛、手腕前部麻木僵硬

每次服用2.5公克、一天三次，數天內就會顯現效果。

中藥圖表

溫清飲

☑指關節特別疼痛
☑手腕前部僵硬

病例

Y女士（32歲）在懷孕6個月時，因「手腕前部麻木疼痛，沒辦法拿起筷子、書寫用具」而來我這邊就診。她懷孕前月經正常，且這次是第一胎。她懷孕後沒有什麼問題，卻突然出現前述症狀。雖然服用了神經內科醫師開立的維生素B_{12}，但不怎麼有效果。

我馬上讓她服用溫清飲，症狀就減輕許多。然而，懷孕第9個月左右，她的指關節再次出現浮腫，我讓她追加服用柴苓湯（每次3.0公克、一天三次）。最後她平安生產，生產完後手指症狀也自然恢復了。

浮腫嚴重、妊娠高血壓

大部分女性在懷孕後都會有浮腫的問題。

懷孕期間，為了將營養輸送給胎兒，血液量會增多，造成體內的水分平衡崩解，容易產生浮腫。再加上運動不足、體重增加、發冷、壓力、高齡生產等諸多要素，使得浮腫愈發嚴重。另外，妊娠高血壓（七九頁）也會造成浮腫問題。

為了母體與胎兒的健康，**建議懷孕時善用中藥，保持身體的水分代謝。**

中藥圖表

首先服用這帖 → **五苓散**
- ☑ 頭痛、暈眩

若有排出蛋白尿 ↓

柴苓湯
- ☑ 妊娠高血壓

適應症＆服用方法

五苓散▶▶▶出現頭痛、暈眩時的第一選擇

適用伴隨嘴巴及喉嚨乾渴、尿量稀少、頭痛、暈眩等的浮腫。每次服用2.5公克、一天三次，數天內就會顯現效果。出現頭痛、暈眩的人，五苓散是第一選擇。

柴苓湯▶▶▶妊娠高血壓

若除了浮腫還排出蛋白尿，則改服柴苓湯。柴苓湯是五苓散組合具有強力抗發炎作用的小柴胡湯的合劑，適用妊娠高血壓造成的浮腫。每次服用3.0公克、一天三次，數天內就會顯現效果。

妊娠高血壓

以前過了懷孕中期後，孕婦凡出現高血壓、蛋白尿、浮腫其中一種或兩種以上症狀，就會被診斷為「妊娠毒血症」。後來發現，懷孕中最主要的風險來自高血壓，2005年後，將懷孕中期後出現高血壓、高血壓加蛋白尿的疾病，重新命名為「妊娠高血壓」（子癲前症）。

妊娠高血壓可能會傷害血管，增加母體、胎兒出現各種併發症的風險。母親變得容易痙攣發作、腦出血，胎兒除了發育不全，也有出現死亡的案例。

妊娠高血壓缺乏自覺症狀，但突然發生嚴重浮腫就是其中一個徵兆，當身上出現浮腫，請務必諮詢主治醫師。

孕吐嚴重

懷孕初期會發生孕吐。代表症狀有噁心嘔吐，但症狀與程度因人而異。

嚴重時會反覆嘔吐並出現脫水症狀，甚至可能因營養不足造成腦部損傷。即便沒有嚴重到這種程度，持續噁心嘔吐也會影響日常生活、消耗精神。

懷孕三個月後就會自然平復，許多人選擇忍耐過去，但**服用中藥能夠改善懷孕初期的身體變化。**

中藥圖表

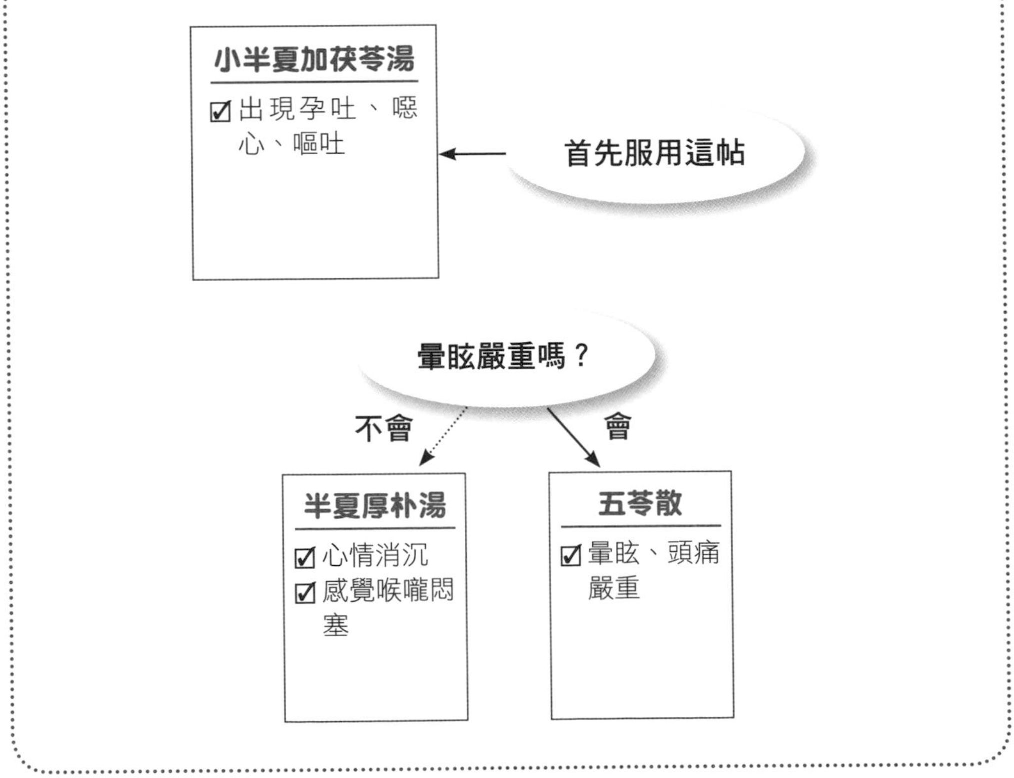

適應症＆服用方法

小半夏加茯苓湯▶▶▶孕吐的第一選擇

治療孕吐、噁心、嘔吐的中藥代表。每次服用2.5公克、一天三次，有效的服用方法請參照下方專欄，三十分鐘至一小時就會顯現效果。

五苓散▶▶▶暈眩嚴重

暈眩嚴重，且服用小半夏加茯苓湯仍舊感到不適時，頓服五苓散2.5公克。此藥方對伴隨暈眩的頭痛也有效，三十分鐘至一小時就會顯現效果。

半夏厚朴湯▶▶▶心情消沉

心情消沉，且服用小半夏加茯苓湯仍舊感到不適時，半夏厚朴湯每次服用2.5公克、一天三次，數天內就會顯現效果。適用喉嚨出現異樣感的人。

小半夏加茯苓湯的有效服用方法「冷服」

①在碗中倒入一半的水，溶解小半夏加茯苓湯2.5公克。難以溶解時可用微波爐稍作加熱，再充分攪拌就能溶解。

②在①的碗中倒入冰塊，充分冰鎮。

③慢慢啜飲十分鐘左右，以讓藥物流入胃部，若家中有餵藥壺，也可用這種壺來服藥。

穩定懷孕情況

（預防習慣性流產、脅迫性流產、早產、出血）

懷孕後，為了讓胎兒順利成長，媽媽體內的各種機制會開始運作。

比如，對母體來說，胎兒的存在是「異物」，但胎兒通常不會受到免疫（防禦系統）的攻擊，能順利成長。

另外，懷孕後，荷爾蒙的的分泌平衡會出現劇烈變化，促進胎兒成長。

如同上述，懷孕後的母體中，會發現幾個平常沒有的機能，用以維持懷孕狀態。

若這些機能運作得不順，就會發生流產、早產、出血等情況。

對於穩定懷孕狀態，中藥也是最適合的藥物。

漢方圖表

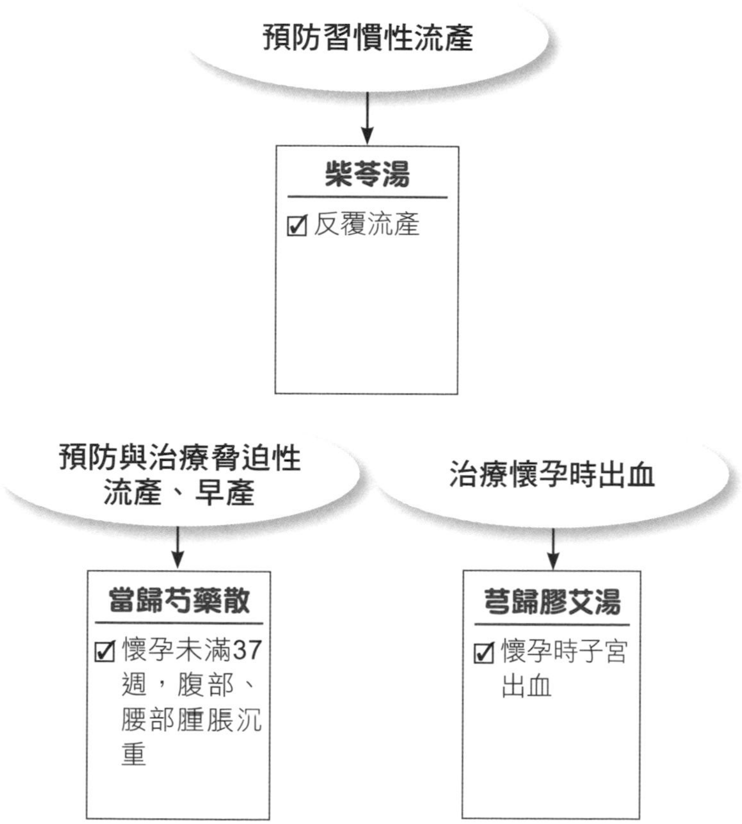
預防習慣性流產
柴苓湯
☑反覆流產
預防與治療脅迫性流產、早產
當歸芍藥散
☑懷孕未滿37週，腹部、腰部腫脹沉重
治療懷孕時出血
芎歸膠艾湯
☑懷孕時子宮出血

適應症＆服用方法

柴苓湯▶▶▶預防習慣性流產

這是治療急性腸胃炎、中暑、浮腫（妊娠高血壓）等的中藥，但也有助於預防習慣性流產（即便懷孕也反覆流產）。每次服用3.0公克、一天三次。

當歸芍藥散▶▶▶預防與治療脅迫性流產、早產

這是治療發冷、浮腫、頭痛等的中藥，但也有助於預防與治療懷孕時的脅迫性流產、早產。每次服用2.5公克、一天三次。

芎歸膠艾湯▶▶▶治療懷孕時出血

適用手腳發冷、經血量多的人，有助於治療懷孕時的子宮出血。每次服用3.0公克、一天三次。

懷孕時其他症狀的推薦中藥

- 感冒初期（脖子打冷顫）……葛根湯（→九二頁）
- 喉嚨疼痛……桔梗湯（→九二頁）
- 咳嗽……麥門冬湯（→九三頁）
- 花粉症……小青龍湯（流鼻水→一一四頁）、越婢加朮湯（眼睛搔癢→一一四頁）
- 消化不良（懷孕後期）……六君子湯（→三三頁）
- 便秘……大建中湯（＋氧化鎂）（→九九頁）
- 腹瀉……人參湯（→三三頁）
- 肌肉痙攣（小腿抽筋）……芍藥甘草湯（→一一六頁）

產後憂鬱（鬱悶感）

生產完後，許多新手媽媽會出現精神不穩定的情況，比如突然悲傷流淚、焦慮到睡不著，做任何事都提不起幹勁。這樣的狀態一般稱為產後憂鬱。

生產完後，荷爾蒙的平衡會出現劇烈變化，對身心造成負擔。再加上產後疲倦、哺乳造成的睡眠不足、對育兒感到不安等，讓媽媽容易陷入鬱悶寡歡的狀態。

為了預防演變成產後憂鬱症，建議及早服用中藥應對。

漢方圖表

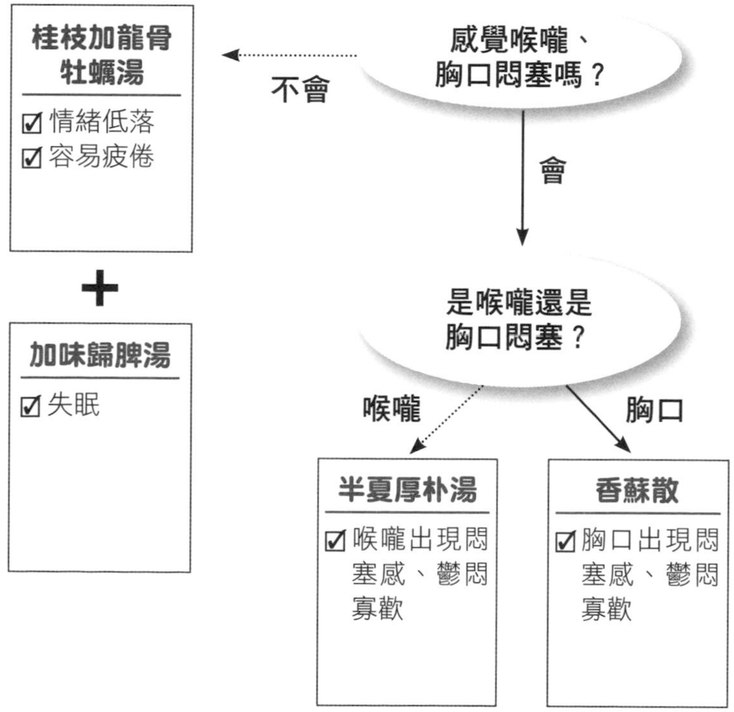

適應症&服用方法

桂枝加龍骨牡蠣湯▶▶▶消解鬱悶感

適用情緒低落、喪失自信、容易疲倦、鬱悶寡歡的人。每次服用2.5公克、一天三次，一～兩個禮拜情緒低落就會逐漸好轉。

桂枝加龍骨牡蠣湯＋加味歸脾湯▶▶▶失眠時

除了鬱悶感，晚上無法熟睡、愈睡愈疲倦的人，可用桂枝加龍骨牡蠣湯搭配加味歸脾湯，每次服用2.5公克、一天三次，數天內就會顯現效果。

香蘇散▶▶▶感覺胸口悶塞

適用鬱悶寡歡、感覺胸口悶塞的人，有輕微抗憂鬱作用。每次服用2.5公克、一天三次，一～兩個禮拜就會顯現效果。

半夏厚朴湯▶▶▶感覺喉嚨悶塞

適用鬱悶寡歡、感覺喉嚨悶塞的人，有輕微抗憂鬱作用。每次服用2.5公克、一天三次，一～兩個禮拜就會顯現效果。

產後憂鬱症

產後經過一個月以上，鬱悶感、疲勞、失眠（或者睡眠過多）、食慾不振、思考力減退等症狀卻持續未消失，就有可能是「產後憂鬱症」。這跟短暫性的產後憂鬱不同，歸類為正式的精神疾病，需要在專業醫師的指導下接受治療。

情緒低落無法控制時，可先諮詢婦產科的主治醫師，尋求適當的建

Column 懷孕時不建議服用的中藥

因為能夠投與孕婦的西藥有限，所以中藥從以前就被婦產科視為重寶。

然而，中藥也有許多不建議在懷孕時期服用的藥物。尤其應該避免服用含有「大黃」「牡丹皮」「桃仁」「紅花」等生藥的中藥。這些生藥具有讓血流出身體（去除瘀血）的作用，不適合懷孕時服用。

含有這些生藥的代表中藥如下所示：

＊八味地黃丸……牡丹皮
＊加味逍遙散……牡丹皮
＊桂枝茯苓丸……牡丹皮、桃仁
＊大黃牡丹皮湯……大黃、牡丹皮、桃仁
＊潤腸湯……大黃、桃仁
＊疏經活血湯……桃仁
＊治頭瘡一方……大黃、紅花
＊桃核承氣湯……桃仁、大黃
＊調胃承氣湯……大黃
＊六味丸……牡丹皮
＊治打撲一方……大黃
＊通導散……大黃、紅花
＊牛車腎氣丸……牡丹皮
＊三黃瀉心湯……大黃
＊麻子仁丸……大黃
＊大承氣湯……大黃
＊桂枝加芍藥大黃湯……大黃

※還有其他中藥。

第4章

迅速治好常見症狀！

感冒

西藥的「綜合感冒藥」通常含有退燒與抗過敏的成分，降低體溫的同時，身體的免疫力（對抗疾病的能力）也會跟著下降。

就這點來說，葛根湯等中藥能夠升高體溫、提升免疫力，一晚就能打造出戰勝感冒病毒的身體。

開始喉嚨癢時服用這帖、咳嗽時服用這帖、流鼻水嚴重時服用這帖等，**中藥能夠根據當下的症狀程度投與不同的特效藥。**

中藥圖表

程度 1 ：剛開始感冒

有出汗嗎？

不會 → **葛根湯**
- ☑ 身體發冷、頸部痠痛
- ☑ 沒有喉嚨痛
- ☑ 沒有咳嗽

會 → **桂枝湯**
- ☑ 沒有喉嚨、鼻子的症狀
- ☑ 一年到頭總是感冒

中藥圖表

程度 2：出現喉嚨、鼻子的症狀

葛根湯加川芎辛夷
☑ 鼻塞嚴重

小青龍湯
☑ 鼻水、噴嚏不止

桔梗石膏
☑ 喉嚨腫脹難以吞嚥

小柴胡湯加桔梗石膏
☑ 出現發燒、咳嗽
☑ 聲音沙啞嚴重

桔梗湯
☑ 喉嚨癢

程度 3：出現支氣管炎

麻杏甘石湯
☑ 出現氣喘般的咳嗽（喘咳）

清肺湯
☑ 出現有痰咳嗽（濕嗽）

麥門冬湯
☑ 出現無痰咳嗽（乾咳）

小柴胡湯
☑ 治療支氣管、肺部發炎

程度 4：難以治好的身心疲勞

柴胡桂枝湯
☑ 支氣管、肺部的治療

補中益氣湯
☑ 沒有體力

竹茹溫膽湯
☑ 一直濕咳

滋陰降火湯
☑ 一直乾咳

※伴隨頭痛、微燒的感冒，川芎茶調散的效果佳（參照一〇八頁）。

適應症＆服用方法

程度1：剛開始感冒（半天以內）

葛根湯▶▶▶沒有出汗的時候

感到背部發冷打顫、脖子痠痛時，出現喉嚨、鼻子的症狀之前服用。在專業醫師的指導下，間隔三～四小時服用兩倍的量（每次5.0公克，出汗後減量為每次2.5公克），大多一晚就能治好。

桂枝湯▶▶▶有出汗的時候

適用喉嚨、鼻子尚未出現症狀，但已經開始出汗時。每次服用2.5公克、間隔三～四小時服用，大約一晚就會顯現效果。推薦給一年到頭「動不動就感冒」的人。

程度2：出現喉嚨、鼻子的症狀

桔梗湯▶▶▶喉嚨輕微搔癢

適用喉嚨搔癢的時候。在杯中注入一半的熱水，充分混勻桔梗湯2.5公克，含於口中漱喉嚨後吞下，三十分鐘至一小時就會顯現效果。若是輕微疼痛，漱喉嚨後就會改善。

桔梗石膏▶▶▶喉嚨腫脹難以吞嚥的時候

適用喉嚨疼痛、腫脹、吞嚥困難的時候，每次服用2.0公克、一天三次，三十分鐘至一小時就會顯現效果。

小柴胡湯加桔梗石膏▶▶▶出現咳嗽、發燒的時候

適用出現咳嗽、喉嚨症狀惡化後，每次服用2.5公克、一天三次，三十分鐘至一小時就會顯現效果。對聲音嚴重沙啞也有效。

小青龍湯▶▶▶流鼻水、打噴嚏

適用出現清稀鼻水、一直打噴嚏的時候，每次服用3.0公克、一天三次，三十分鐘至一小時就會顯現效果。

葛根湯加川芎辛夷▶▶▶出現鼻塞的時候

鼻塞嚴重時，每次服用2.5公克、一天三次，三十分鐘至一小時就會顯現效果。對感冒以外的慢性鼻塞也有效。

適應症&服用方法

程度3：出現支氣管炎

小柴胡湯▶▶▶支氣管、肺部發炎

治療支氣管、肺部的發炎症狀，出現咳嗽時，第一天每次服用2.5公克、間隔三～四小時；隔天服用同樣分量、一天三次，大約一晚就會顯現效果。

麥門冬湯▶▶▶出現乾咳

咳嗽症狀惡化、出現少痰的乾咳時，每次服用3.0公克、一天三次，三十分鐘至一小時就會顯現效果。

清肺湯▶▶▶出現濕咳

適用出現多痰濕咳的時候，每次服用3.0公克、一天三次，三十分鐘至一小時就會顯現效果。

麻杏甘石湯▶▶▶咳嗽嚴重時

適用出現如氣喘般嚴重喘咳的時候，每次服用2.5公克、一天三次，三十分鐘至一小時就會顯現效果。若是給幼兒服用就換成五虎湯，每次服用2.5公克、一天三次。

適應症&服用方法

程度4：難以治好的身心疲勞

滋陰降火湯▶▶▶乾咳久治不癒時

適用咳不太出痰、劇烈咳嗽、乾咳久治不癒的時候，每次服用2.5公克、一天三次，數小時就會顯現效果。

竹茹溫膽湯▶▶▶濕咳久治不癒時

適用體力衰退、身體疲軟、濕咳久治不癒的時候，每次服用2.5公克、一天三次，數小時就會顯現效果。

補中益氣湯▶▶▶體力衰弱、咳嗽不停

適用體力衰弱到快要不敵咳嗽的時候，每次服用2.5公克、一天三次，數小時就會顯現效果。因為提升了免疫力，所以能夠增進身體治癒感冒的能力。

柴胡桂枝湯▶▶▶完成支氣管、肺部的治療

用於治療支氣管、肺部。在感冒中期至後期，每次服用2.5公克、一天三次，直到體力充足為止。

流行性感冒

西藥中有許多治療流行性感冒的優秀內服藥。然而，因病毒不同效果會不佳，還有從發病到服用的期間有限等等，實際上存在各種不安、限制。

而且，雖然各種藥物能夠強力抑制病毒的增殖，卻沒辦法治療病毒造成的肺部發炎。

對此，中藥能夠帶來極大的幫助。在中藥裡，**存在同時具有強力消炎效果，與提升身體原有排除病毒能力（免疫力）的藥物**。

中藥圖表

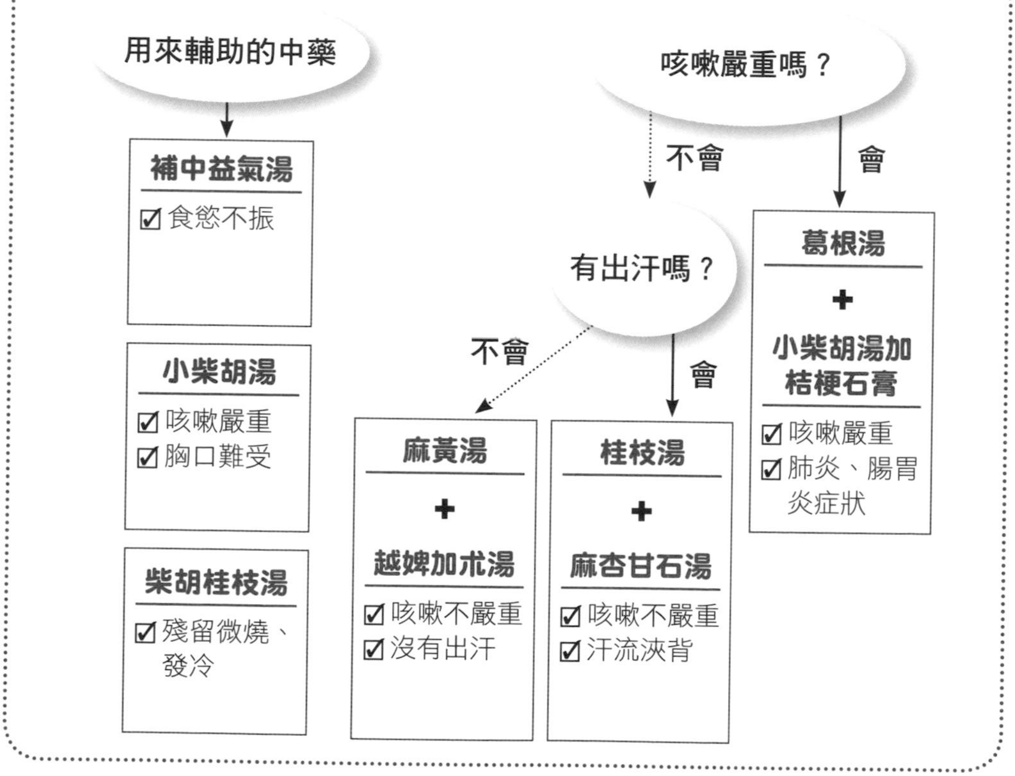

適應症＆服用方法

若罹患流感

麻黃湯＋越婢加朮湯▶▶▶背部無汗乾燥時

若咳嗽沒有很嚴重、無出汗，發燒超過39度且被診斷為流感，可西藥搭配麻黃湯、越婢加朮湯，每次分別服用2.5公克、間隔三～四小時服用，大約一晚就會退燒。當開始咳嗽，可改服桂枝湯與麻杏甘石湯。

桂枝湯＋麻杏甘石湯▶▶▶背部汗流浹背的時候

若咳嗽沒有很嚴重、有出汗，發燒超過39度且被診斷為流感，可西藥搭配桂枝湯和麻杏甘石湯，分別每次服用2.5公克、間隔三～四小時服用，大約一晚就會退燒。

葛根湯＋小柴胡湯加桔梗石膏▶▶▶除了咳嗽，還出現肺部、腸胃的症狀

若咳嗽嚴重、發燒超過39度且被診斷為流感，可西藥搭配葛根湯及小柴胡湯加桔梗石膏，分別每次服用2.5公克、一天三次，大約一晚就會退燒。

適應症＆服用方法

併用為輔助治療

補中益氣湯▶▶▶食慾不振的時候

因出汗而消耗體力、食慾衰退時，上述三種中藥搭配補中益氣湯，每次服用2.5公克、一天三次，可提升免疫力讓身體及早恢復。另外，也能用於預防流行性感冒。

小柴胡湯▶▶▶呼吸系統疾病嚴重時

咳嗽嚴重、擔心是否感染肺炎的時候，可用上述三種中藥搭配小柴胡湯，第一天每次服用2.5公克、間隔三～四小時；隔天服用相同量、一天三次，具有強力的抗發炎作用，數天內就會顯現效果。

柴胡桂枝湯▶▶▶最後的治療

在治療流感的最後階段，尚有微燒、發冷、嘔吐等症狀時，搭配上述三種藥物，每次服用2.5公克、一天三次。

便秘、腹瀉（裡急後重）

造成便秘、腹瀉的原因很多，這邊僅說明「發冷」相關的因素，與稱為「裡急後重」的症狀。

裡急後重是指，產生伴隨腹痛的便意，跑到廁所卻上不出來或者僅排出一點的狀態。因不明原因引起腸道發炎、痙攣，造成機能不全。現代人身上常見的腸躁症，就是其代表症狀。

腸躁症，**在西醫上被視為難治的疾病，但中醫對此症狀有三種中藥很有效。**

中藥圖表

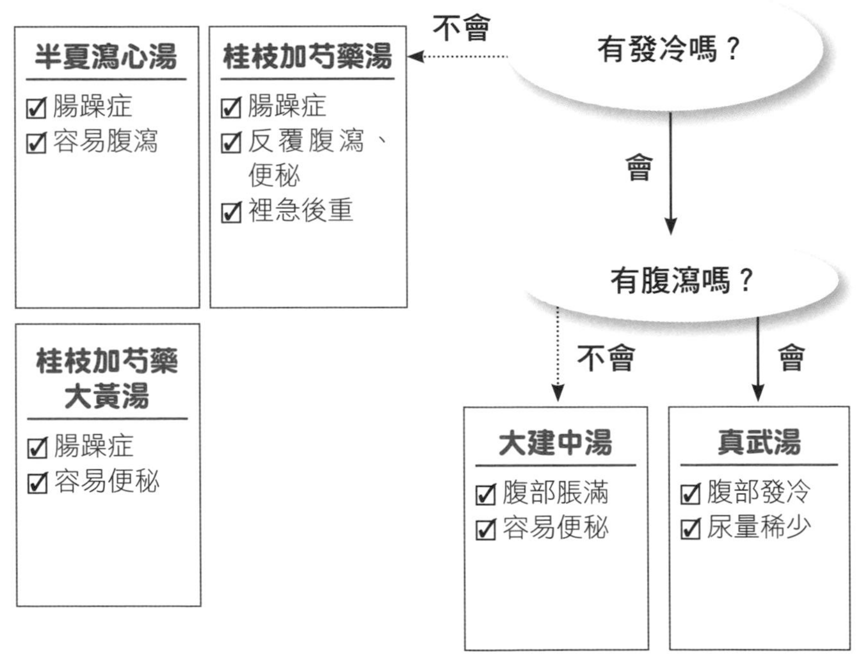

★適應症＆服用方法

真武湯▶▶▶腹部發冷、腹瀉

適用在夏天也全身或者腹部發冷、腸胃虛弱、容易腹瀉的人。每次服用2.5公克、一天三次，暖和腹部後，一兩天內就會排出有形糞便。

大建中湯▶▶▶肚臍周圍發冷、有便秘傾向

適用全身或者腹部（肚臍周圍）發冷、腸道作用衰弱、腹部脹滿感、具有便秘傾向的人。每次服用5.0公克（兩包）、一天三次，一兩天內就會顯現效果。

桂枝加芍藥湯▶▶▶反覆腹瀉與便秘

適用無發冷，但腹部脹滿、反覆腹瀉與便秘的裡急後重患者，可治療腸躁症。腹部感到不適、疼痛時，每次服用2.5公克、一天三次；或者腹痛時頓服2.5（～5.0）公克，三十分鐘至一小時就會顯現效果。

半夏瀉心湯▶▶▶腹瀉型腸躁症

適用出現胸口悶塞、嘔吐、軟便、腹瀉等症狀的人，可治療腹瀉型腸躁症。因腹瀉感到強烈腹痛時，每次服用2.5公克、一天三次，一天至數天就會顯現效果。

桂枝加芍藥大黃湯▶▶▶便秘型腸躁症

跟半夏瀉心湯不同，可治療便秘型腸躁症。因便秘感到腹部不適、疼痛時，每次服用2.5公克、一天三次，一天至數天就會顯現效果。

與西藥止瀉劑的差異

因發冷、腸躁症造成的腹瀉，是體內發炎等原因所引起。跟短暫性腹瀉不同，可能腹瀉不止、症狀惡化而消耗體力，需要好好控制。

西藥的止瀉劑沒有消炎作用，但中藥有強力的消炎效果，在緩解腹瀉的同時，能夠恢復舒暢的排便。

中暑

若盛夏持續酷暑的天氣，氣溫、濕度會消耗體力，出現全身疲軟、倦怠感、出汗異常、腸胃不舒服等各種身體不適症狀。

結果會導致食慾不振、睡眠不足，疲勞累積更加惡化症狀，陷入惡性循環當中。這會造成酷暑不適，或者稱為中暑。

現代身體不適的案例，比起炎熱本身，大多是冷氣房與戶外酷暑的溫差所造成。

在中醫，會根據中暑類型投與不同的中藥。

中藥圖表

嘴巴、喉嚨乾渴

不會 →

桂枝人參湯
- ☑頭痛
- ☑糞便鬆軟

六君子湯
- ☑食慾不振
- ☑嘔吐

五積散
- ☑因冷氣而使得身體發冷
- ☑頭痛、腰痛、肩膀痠痛

會 →

清暑益氣湯
- ☑尿量稀少
- ☑手腳發熱

白虎加人參湯
- ☑身體灼熱
- ☑待在炎炎烈日、熾熱場所

首先服用這帖 →

補中益氣湯
- ☑因中暑暫時疲憊
- ☑愈睡愈疲倦

適應症＆服用方法

補中益氣湯▶▶▶中暑的基本藥物

適用原本有精神的人，但因數日的炎熱感到疲勞困頓、盜汗、手腳疲軟、晚上愈睡愈疲倦的時候。每次服用2.5公克、一天三次，數天內就會顯現效果。相當於幫身體補充能量。

消暑益氣湯▶▶▶嘴巴、喉嚨乾渴時

適用出現嘴巴、喉嚨乾渴等脫水症狀，尿量減少、腹瀉、夏天消瘦、手腳發熱的人。每次服用2.5公克、一天三次，數天內就會顯現效果。能防止能量逸散，讓身體恢復原狀。

白虎加人參湯▶▶▶快要中暑時

適用出現身體灼熱、嘴巴喉嚨乾渴、想要喝冰水等中暑症狀時。每次服用3.0公克、一天三次，三十分鐘至一小時就會顯現效果。是待在盛夏的海岸、高爾夫球場等炎炎烈日下的必需品。

桂枝人參湯▶▶▶中暑造成的頭痛

適用中暑造成頭痛、糞便鬆軟時。每次服用2.5公克、一天三次，三十分鐘至一小時就會顯現效果。

六君子湯▶▶▶食慾不振

適用出現胸悶、食慾減退、偶爾想吐的時候。每次服用2.5公克、一天三次，一～兩天就會顯現效果。

五積散▶▶▶冷氣病

適用因冷氣身體發冷，生理痛、腰痛、頭痛、肩膀痠痛等惡化的時候。每次服用2.5公克、一天三次，數天內就會顯現效果。尤其對下半身（腰部到大腿）發冷造成的疼痛也有效果。

關節痛

中醫會根據關節部位，使用不同的藥物治療，比如會以膝蓋有無「發冷」為線索選擇藥物。當不曉得哪帖中藥能緩解疼痛，從**麻杏薏甘湯**開始也不失為一種方法。

這邊介紹的中藥，不像西藥是對症治療，而是治療疼痛的原因，**在持續服用的過程中，疼痛會自然消失，不再需要繼續服藥**。這是中藥跟西藥的決定性差異。

接著介紹對肩膀、膝蓋、指關節等關節痛有效的中藥吧。

中藥圖表

手、手指的關節痛

溫清飲
- ☑ 手腕前方麻木
- ☑ 手指彎曲疼痛

若有殘留麻木感

＋

柴苓湯

頸部疼痛、麻木

麻杏薏甘湯
- ☑ 頸椎症候群
- ☑ 手腕麻木

葛根湯
- ☑ 肩膀痠痛
- ☑ 背部肌肉疼痛

肩關節痛

肩膀疼痛舉不起手臂？

不會 → **麻杏薏甘湯**
- ☑ 手臂能夠舉高

會 → **二朮湯**
- ☑ 手臂無法舉過肩
- ☑ 五十肩久治不癒

中藥圖表

膝關節痛

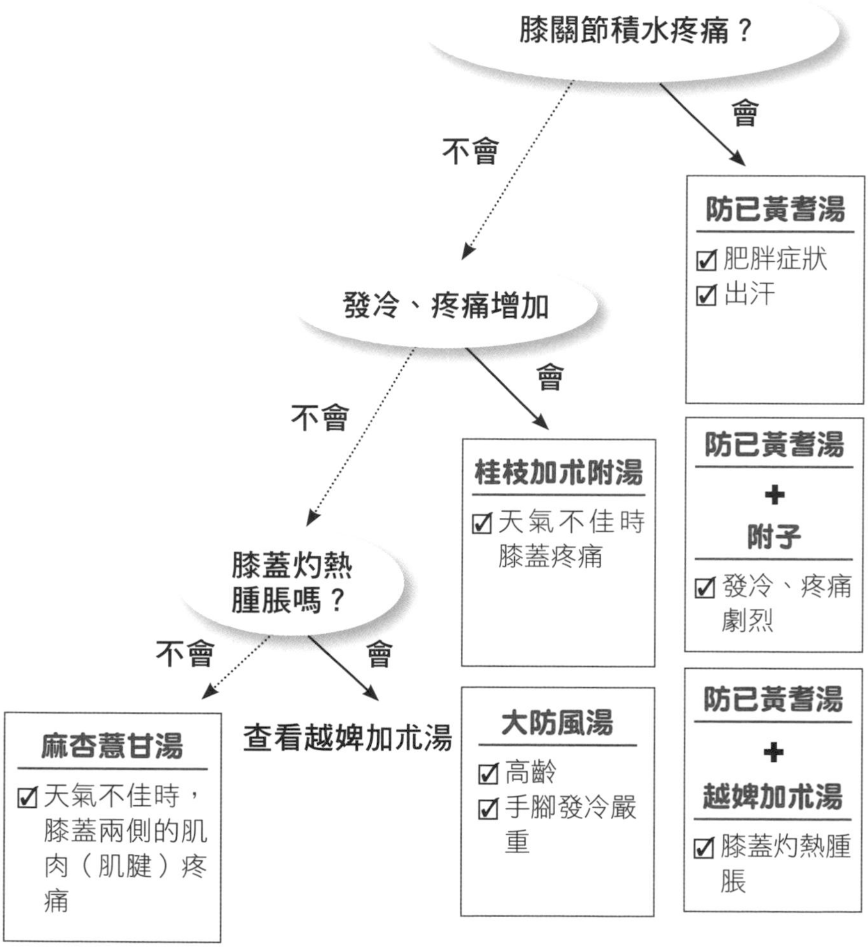

膝關節積水疼痛？
會
不會
防已黃耆湯
☑肥胖症狀
☑出汗
發冷、疼痛增加
會
不會
桂枝加朮附湯
☑天氣不佳時膝蓋疼痛
防已黃耆湯
+
附子
☑發冷、疼痛劇烈
膝蓋灼熱腫脹嗎？
不會
會
麻杏薏甘湯
☑天氣不佳時，膝蓋兩側的肌肉（肌腱）疼痛
查看越婢加朮湯
大防風湯
☑高齡
☑手腳發冷嚴重
防已黃耆湯
+
越婢加朮湯
☑膝蓋灼熱腫脹

適應症＆服用方法

頸部疼痛、麻木

葛根湯▶▶▶頸部痠痛僵硬、頭痛

適用頸部痠痛僵硬、頭痛，背部肌肉疼痛的人。感到疼痛時每次頓服2.5公克，三十分鐘至一小時就會顯現效果。對肩膀痠痛造成的頸部症狀、頸部揮鞭症候群（Whiplash Syndrome）也有效果。

麻杏薏甘湯▶▶▶頸椎症候群造成的疼痛、麻木

適用被診斷為頸椎症候群、頸部疼痛、手腕麻木的人。感到疼痛時每次頓服2.5公克，三十分鐘至一小時就會顯現效果。對頸部揮鞭症候群也有效果。

手、手指的關節痛

溫清飲▶▶▶手腕前方麻木、僵硬

適用類風濕關節炎的檢查為陰性，但指關節僵硬、彎曲會痛的人。每次服用2.5公克、一天三次，一兩天內就會顯現效果。其特徵為對大關節的疼痛不怎麼有效。

溫清飲＋柴苓湯▶▶▶溫清飲效果不佳時

服用溫清飲後仍殘留麻木、僵硬時，搭配柴苓湯每次服用3.0公克、一天三次，一兩天內就會顯現效果。

肩關節痛

二朮湯▶▶▶肩膀疼痛、手臂舉不過肩

適用肩膀疼痛、手臂舉不過肩的五十肩。每次服用2.5公克、一天三次，對久治不癒的五十肩（肩關節周圍炎）非常有效，但需要三個禮拜才會顯現效果。發冷嚴重時，追加附子0.5～1.0公克。

麻杏薏甘湯▶▶▶肩膀疼痛但手臂可舉過肩

適用肩膀疼痛，但手臂可舉過肩的情況。每次服用2.5公克、一天三次，快的話數天內就會顯現效果。

適應症&服用方法

膝關節痛

防已黃耆湯▶▶▶膝關節積水疼痛時

適用容易疲倦、出汗的肥胖症、膝蓋積水疼痛的人。每次服用2.5公克、一天三次，一天至數天就會有效果。

防已黃耆湯＋附子▶▶▶發冷嚴重、疼痛時

適用膝關節積水並發冷嚴重、疼痛的情況，可用防已黃耆湯每次追加0.5～1.0公克的附子服用，一天至數天就會顯現效果。

防已黃耆湯＋越婢加朮湯▶▶▶膝蓋腫脹、發熱時

除了膝關節積水疼痛，出現腫脹、發熱的情況，可用防已黃耆湯每次追加2.5公克的越婢加朮湯服用，一天至數天就會顯現效果。

桂枝加朮附湯▶▶▶膝蓋發冷的時候

適用因天氣不佳造成的膝蓋疼痛、疼痛部位發冷的情況。每次服用2.5公克、一天三次，每次混合0.5～1.0公克的附子可提升效果，一天至數天就會顯現效果。

大防風湯▶▶▶手腳發冷嚴重的高齡者

適用高齡、手腳發冷嚴重、虛弱類型的人。每次服用3.5公克、一天三次，每次混合0.5～1.0公克的附子也可提升效果，一天至數天就會顯現效果。

越婢加朮湯▶▶▶膝蓋灼熱、腫脹的時候

適用膝蓋灼熱、腫脹疼痛的場合。每次服用2.5公克、一天三次，三十分鐘至一小時就會顯現效果。

麻杏薏甘湯▶▶▶膝蓋未發冷、不感到發熱的時候

適用雖然膝蓋未發冷、不灼熱，但天氣不佳時膝蓋兩側肌肉（肌腱）疼痛的情況。每次服用2.5公克、一天三次，三十分鐘至一小時就會顯現效果。

※附子需要醫師的處方箋。

頭痛

頭痛可能是腦出血、腦腫瘤等嚴重疾病所引起的。然而，大多數情況是稱為「頭痛病」的頭痛。

治療頭痛一般使用「止痛劑」，但長期服用可能會損傷胃部，引起身體發冷、全身不適。想改善頭痛，中藥是最適合的藥物。

在中醫，**會根據與頭痛同時出現的症狀選擇藥物**。因此，一帖中藥能夠同時抑制伴隨頭痛而來的諸多症狀。

中藥圖表

肩膀痠痛

釣藤散
- ☑ 肩膀痠痛
- ☑ 血壓偏高

葛根湯
- ☑ 肩膀痠痛嚴重

發冷

吳茱萸湯
- ☑ 手腳發冷
- ☑ 嘔吐
- ☑ 肩膀痠痛

胃部虛弱

桂枝人參湯
- ☑ 軟便、急性腹瀉

半夏白朮天麻湯
- ☑ 腸胃虛弱
- ☑ 暈眩

暈眩

苓桂朮甘湯
- ☑ 站起時眼前發黑
- ☑ 血壓偏低

五苓散
- ☑ 暈眩
- ☑ 尿量較少
- ☑ 嘴巴、喉嚨乾渴

適應症＆服用方法

吳茱萸湯▶▶▶手腳發冷、肩膀痠痛、嘔吐

適用頭痛伴隨手腳發冷、肩膀痠痛、嘔吐等。想吐的跳動感頭痛、經期時的頭痛也有效果。每次服用2.5公克、一天三次或者頓服，三十分鐘至一小時就會顯現效果。

葛根湯▶▶▶肩頸痠痛

適用伴隨肩頸痠痛的頭痛。雖然葛根湯常用來治療感冒，但不僅限於感冒，葛根湯對頸部以上的症狀也有不錯的效果。每次服用2.5公克、一天三次，或者每次頓服2.5～5.0公克，三十分鐘至一小時就會顯現效果。

釣藤散▶▶▶肩膀痠痛、因頭痛醒來或血壓偏高

適用肩膀痠痛、因頭痛醒來的人，也適用血壓偏高患者的頭痛。每次服用2.5公克、一天三次，數天內就會顯現效果，平時也可服用來預防。

五苓散▶▶▶出現暈眩

適用伴隨暈眩的頭痛。對腦部腫脹、宿醉造成的頭痛，及天氣不佳（低氣壓接近）時惡化的頭痛等也有效果。每次服用2.5公克、一天三次，也可每次頓服2.5～5.0公克，三十分鐘至一小時就會顯現效果。

苓桂朮甘湯▶▶▶站起時眼前發黑、血壓偏低

適用最高血壓約落於（或者低於）100mmHg公克，長時間持久站立或突然站起時踉蹌不穩的人。每次服用2.5公克、一天三次，數天內就會顯現效果，平時也可服用來預防。

半夏白朮天麻湯▶▶▶胃部虛弱、嘔吐

適用伴隨胃部虛弱、暈眩、嘔吐等的頭痛。每次服用2.5公克、一天三次，數天內就會顯現效果。

適應症&服用方法

桂枝人參湯▶▶▶軟便、急性腹瀉

適用伴隨胃弱或者急性腸胃炎造成的嘔吐、腹瀉等的頭痛。每次服用2.5公克、一天三次，三十分鐘至一小時就會顯現效果。不再腹瀉後停止用藥。

對月經前後頭痛有效的中藥

月經前後出現嚴重頭痛、嘔吐、手發冷、心悸等症狀的人，不妨先嘗試**吳茱萸湯**。頭痛發生時每次頓服2.5公克，三十分鐘至一小時就會顯現效果。

若覺得吳茱萸湯的效果不佳，可換服或者追加**川芎茶調散**。也是頭痛發生時每次頓服2.5公克，三十分鐘至一小時就會顯現效果。

〈川芎茶調散〉

適用伴隨頭痛的感冒、發燒，對更年期障礙、經期前後的頭痛也有效果。每次服用2.5公克、一天三次，三十分鐘至一小時就會顯現效果。

使用中藥治療頭痛時的重點

中藥能夠解決頭痛的根本原因，持續服用符合自己的中藥，將能逐漸減少服藥次數，最後恢復到不需要服用的狀態。使用中藥消解頭痛的患者，其反應不是像西藥的「疼痛消失了」，而是「感覺身心暢快」。

懷孕期間、支氣管性氣喘、消化性潰瘍等不好使用西藥的場合，中藥會被視為珍寶。

異位性皮膚炎

異位性皮膚炎是皮膚出現有搔癢感的濕疹，人體與身俱來對抗疾病的戰鬥力（免疫力），因某種原因強烈顯現所引起的疾病。

皮膚因乾燥發癢，而抓癢又造成發炎症狀擴大。相反地，也有皮膚太濕造成惡化的案例。

兩種情況的特徵都是，反覆好轉惡化，逐漸轉為慢性症狀。

西藥具有強烈的療效，但對皮膚的負擔很大，因此中藥非常受到關注。

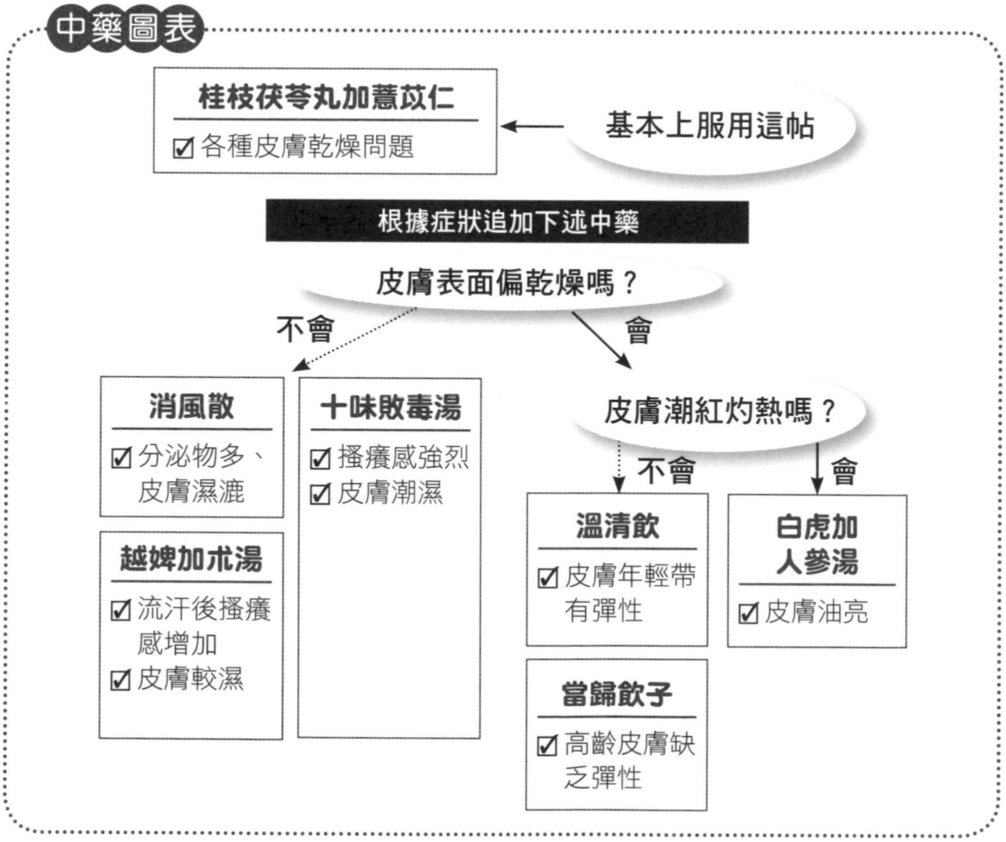

適應症＆服用方法

適用各種類型的基本藥

桂枝茯苓丸加薏苡仁▶▶▶各種乾燥肌的搔癢

可改善皮下微循環障礙，治療各種乾燥皮膚問題。每次服用2.5公克、一天三次，數天內就會顯現效果。與其他中藥併用可增強效果。桂枝茯苓丸也具有某些程度的療效。

皮膚乾燥類型的搔癢

桂枝茯苓丸加薏苡仁＋白虎加人參湯▶▶▶夏天的異位性皮膚炎

皮膚潮紅灼熱、表面油亮的時候，可桂枝茯苓丸加薏苡仁併用白虎加人參湯（每次3.0公克、一天三次），數天內就會顯現效果。對夏天的異位性皮膚炎有效。

桂枝茯苓丸加薏苡仁＋溫清飲▶▶▶冬天的異位性皮膚炎

適用皮膚不熱不油亮、表面乾燥的年輕人，可桂枝茯苓丸加薏苡仁併用溫清飲（每次2.5公克、一天三次），數天內就會顯現效果。若是年輕人的異位性皮膚炎，僅服用溫清飲也有效果。

桂枝茯苓丸加薏苡仁＋當歸飲子▶▶▶高齡者的異位性皮膚炎

因高齡者幾乎沒有皮下脂肪，皮膚表面乾燥的人，可用桂枝茯苓丸加薏苡仁併用當歸飲子（每次2.5公克、一天三次），數天內就會顯現效果。

皮膚濕漉類型的搔癢

桂枝茯苓丸加薏苡仁＋消風散▶▶▶患處潮濕的時候

皮膚潮紅灼熱、搔抓患處造成濕漉流膿的人，可用桂枝茯苓丸加薏苡仁併用消風散（每次2.5公克、一天三次），數天內就會顯現效果。

適應症＆服用方法

桂枝茯苓丸加薏苡仁＋十味敗毒湯▶▶▶搔癢感強烈時

皮膚潮紅灼熱、表面濕潤、搔癢感強烈時，可用桂枝茯苓丸加薏苡仁併用十味敗毒湯（每次2.5公克、一天三次），數天內就會顯現效果。

桂枝茯苓丸加薏苡仁＋越婢加朮湯▶▶▶患處因汗水惡化時

皮膚潮紅灼熱、患處因汗水惡化發熱時，可用桂枝茯苓丸加薏苡仁併用越婢加朮湯（每次2.5公克、一天三次），數天內就會顯現效果。

遇到這種異位性皮膚炎服用這帖中藥

幼兒到小學低年級的孩童中，常有異位性皮膚炎並伴隨持續腹瀉、便秘、腹痛的案例。這可能是過敏體質造成的腸道機能低下。這類孩童的異位性皮膚炎，適用黃耆建中湯（每次3.0公克、一天三次）。黃耆建中湯是小建中湯加入黃耆的中藥。小建中湯有助於改善過敏體質；黃耆能夠改善皮下水分狀態，還有恢復體力的效用。先從小建中湯開始嘗試也是不錯的方法。

另外，無關乎年齡，頸部以上（面部、頭皮）的症狀嚴重時，適用治頭瘡一方（每次2.5公克、一天三次）。

花粉症

雖然說都是花粉症，但症狀卻不盡相同，最常見的有流鼻水、打噴嚏、眼睛搔癢（結膜炎），也有許多人為睡眠時容易鼻塞所困擾。

在西醫，這些症狀全都視為過敏症狀。

另一方面，**在中醫，各種症狀對應不同的中藥。許多人認為中藥不具速效性，但實際上只要會配合藥材，三十分鐘至一小時左右就能見效**。不像抗組織胺藥讓人嗜睡，也是其一大優點。

中藥圖表

鼻塞

出現副鼻腔炎（蓄膿症）？

- 不會 → **葛根湯加川芎辛夷**
  - ☑ 鼻塞、鼻子浮腫
- 會 → **荊芥連翹湯**
  - ☑ 晚上睡覺鼻塞、不停咳嗽
- 會 → **辛夷清肺湯**
  - ☑ 鼻塞非常嚴重、鼻腔灼熱
  - ☑ 鼻子痛

其他藥物都沒效時

麻黃湯 ＋ 越婢加朮湯
- ☑ 小青龍湯、越婢加朮湯的效果不佳

鼻水、噴嚏

小青龍湯
- ☑ 鼻水、噴嚏止不住

眼睛搔癢、充血

越婢加朮湯
- ☑ 眼睛搔癢
- ☑ 結膜炎

適應症＆服用方法

鼻塞

辛夷清肺湯▶▶▶出現鼻塞發炎

適用鼻塞嚴重、鼻腔灼熱疼痛的人。睡前服用2.5公克，三十分鐘至一小時就會顯現效果。白天鼻塞的人，每次服用2.5公克、一天三次，對鼻竇炎造成的頭痛也有效。

荊芥連翹湯▶▶▶夜晚鼻塞、不停咳嗽

適用除了鼻竇炎還出現鼻涕倒流、鼻瘜肉的人，與晚上睡覺不停咳嗽的人。睡前服用2.5公克，三十分鐘至一小時就會顯現效果。白天鼻塞的人，每次服用2.5公克、一天三次。

葛根湯加川芎辛夷▶▶▶鼻塞、鼻子水腫

適用睡覺時因鼻塞醒來的人。睡前服用2.5公克，呼吸就會變暢通。白天鼻塞的人，每次服用2.5公克、一天三次，三十分鐘至一小時就會顯現效果。

眼睛搔癢、充血

越婢加朮湯▶▶▶眼睛症狀

迅速消解眼睛充血、搔癢。每次服用2.5公克、一天三次，三十分鐘至一小時就會顯現效果。

適應症＆服用方法

鼻水、噴嚏

小青龍湯▶▶▶不停流鼻水

對不停流鼻水的人效果超群。每次服用3.0公克、一天三次，藥效時間因人而異，需在專業醫師的指導下調整，三十分鐘至一小時就會顯現效果。

症狀嚴重時

麻黃湯＋越婢加朮湯▶▶▶最後的妙招

適用小青龍湯、越婢加朮湯的效果不佳的時候，每次分別服用2.5公克、一天三次，

可用於急救的中藥①／應急處置篇

從可用於急救的中藥當中，介紹能夠應急處置的藥物。

【急性心悸】

三黃瀉心湯1包（2.5公克）

・約十分鐘就會有效果

【痛風】

越婢加朮湯2包（5.0公克）

・三十分鐘至一小時就會顯現效果

【暈眩（迴轉性）】

五苓散2包（5.0公克）

・三十分鐘至一小時就會消解

【泌尿道結石的疼痛】

芍藥甘草湯2～3包（5.0～7.5公克）

・五～十分鐘就會顯現效果

※想要排除結石，須服用豬苓湯每次2.5公克、一天三次。

【腰扭傷】

芍藥甘草湯2包（5.0公克）

・五～十分鐘就會顯現效果

【骨刺】

麻杏薏甘湯2包（5.0公克）

・三十分鐘至一小時就會顯現效果

【恐慌發作】

甘麥大棗湯1～2包（2.5～5.0公克）＋苓桂朮甘湯1～2包（2.5～5.0公克）

・十五～三十分鐘就會顯現效果

※以上只是作為應急服用，如需根治須前往醫療機構採取其他治療法。

可用於急救的中藥②／頓服治療篇

從可用於急救的中藥當中，介紹能夠頓服治療的藥物。

【月經痛】

芍藥甘草湯1～2包（2.5～5.0公克）

・五分鐘就會顯現效果

【喉嚨疼痛】

桔梗湯1包（2.5公克）溶於熱水漱喉嚨

・一分鐘就會顯現效果

※感冒的扁桃腺發炎適用**桔梗石膏**；更嚴重的喉嚨發炎則適用**小柴胡湯加桔梗石膏**。

【流鼻血】

三黃瀉心湯1包（2.5公克）

・約三十分鐘就會顯現效果

【偏頭痛】

吳茱萸湯2包（5.0公克）

・三十分鐘至一小時就會顯現效果

【小腿抽筋】

芍藥甘草湯1包（2.5公克）※症狀嚴重時改服2包

・五分鐘就會顯現效果

【打嗝】

吳茱萸湯3包（7.5公克）

三十分鐘至一小時就會顯現效果

【宿醉】

五苓散2包（5.0公克）

・三十分鐘至一小時就會顯現效果

【暈車】

苓桂朮甘湯1～2包（2.5～5.0公克）

· 乘車前三十分鐘服用來預防

【飛機著陸時的耳朵不適】

五苓散1包（2.5公克）

· 三十分鐘至一小時就會改善症狀

· 著陸前三十分鐘服用來預防

Note

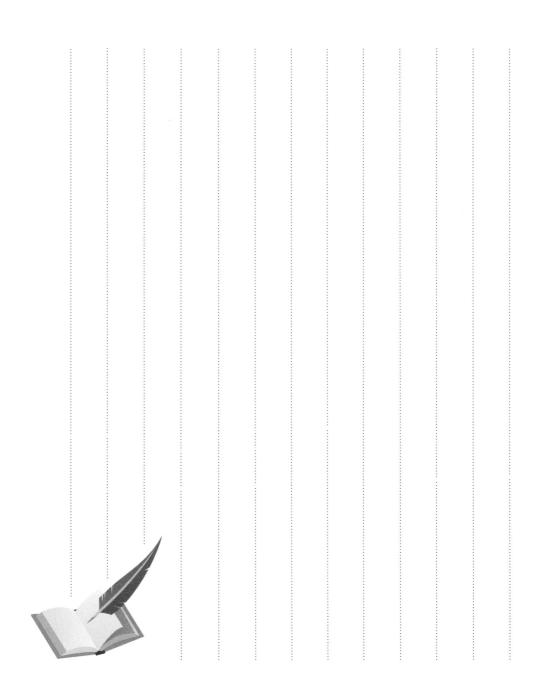

國家圖書館出版品預行編目資料

寫給女性的溫養中藥本：用科學中醫治療經痛、虛寒、便秘,改善失眠助好孕 / 大澤稔作. -- 初版. -- 新北市：世茂, 2020.3
面； 公分 -- (生活健康；B475)
ISBN 978-986-5408-10-7(平裝)

1.中醫 2.養生 3.女性

413.21 108017202

生活健康B475

寫給女性的溫養中藥本：用科學中醫治療經痛、虛寒、便秘，改善失眠助好孕

作　　者 / 大澤稔
譯　　者 / 衛宮紘
主　　編 / 楊鈺儀
編　　輯 / 陳怡君
封面製作 / Chun-Rou Wang
出 版 者 / 世茂出版有限公司
負 責 人 / 簡泰雄
地　　址 / (231)新北市新店區民生路19號5樓
電　　話 / (02)2218-3277
傳　　真 / (02)2218-3239（訂書專線）、(02)2218-7539
劃撥帳號 / 19911841
戶　　名 / 世茂出版有限公司
世茂網站 / www.coolbooks.com.tw
排版製版 / 辰皓國際出版製作有限公司
印　　刷 / 傳興彩色印刷有限公司
初版一刷 / 2020年3月

ＩＳＢＮ / 978-986-5408-10-7
定　　價 / 300元